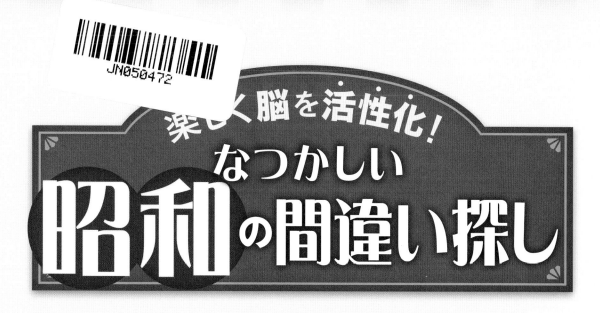

楽しく脳を活性化！
なつかしい昭和の間違い探し

昭和のくらし博物館・監修

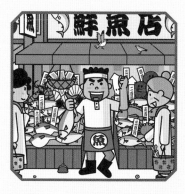
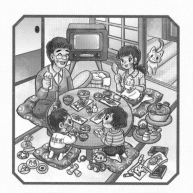
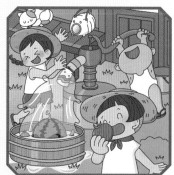
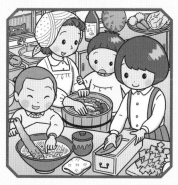
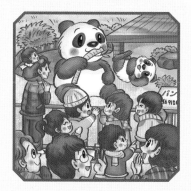
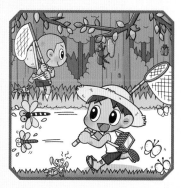

西東社

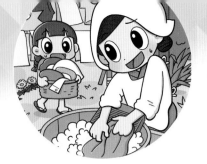
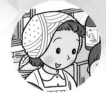
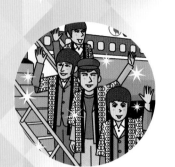

はじめに

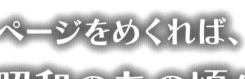
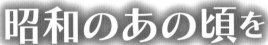
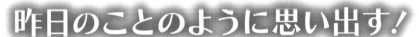

ペーを ジめくれば、
昭和のあの頃を
昨日のことのように思い出す！

　本書は、120テーマの「昭和」の情景を詰め込んだ間違い探しの本です。

　昔をより具体的に思い出せるように、「昭和のくらし博物館」を監修に迎え、昭和を生き抜いてこられた館長の助言のもと、昭和を感じてもらえるイラストと解説文を入れることにこだわりました。間違い探しをしながら回想することで、単に間違いを探す以上に、忘れていた記憶がよみがえり、脳の活性化につながることを目指しています。

　取り上げたテーマは、戦後からの昭和時代の日々の暮らしや歳時記、子どもの遊び、社会的なできごとや流行です。さらに当時を身近に思い出せるように、昭和の一般的な家屋や駄菓子屋を描いた大きな一枚絵の絵探しや昭和に関するクイズ、写真入りの年表も掲載しています。

　「早く間違いを見つけなければならない」と焦って問題を解く必要はありません。この1冊で楽しかったあの頃、今ではいい思い出になったできごとを、ひとつひとつ思い出してみてください。ページを開くと思い出のあのときにタイムスリップです。では、ゆっくりとリラックスして、懐かしい昭和の世界をお楽しみください。

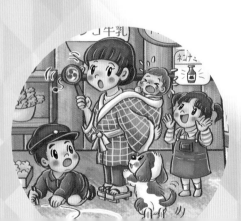
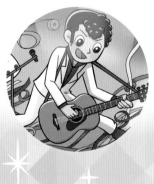
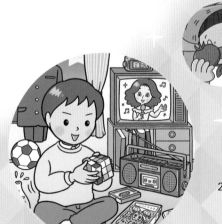

昭和の間違い探しで、楽しく脳を活性化！

間違い探しを楽しく解いているうちに、「集中力」・「記憶力」・「観察力」・「思考力」・「空間認知力」などが自然と働きます。その結果、脳が活性化して、さまざまな機能UPが期待できます。

うれしい効果 **1**

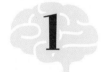

手軽に楽しくできる間違い探しで、脳が元気に！

脳のトレーニングには、制限時間を設けて難しい計算や漢字の問題を解くことだけが有効ではありません。身近な問題に楽しみながら取り組むことも、脳によい効果を与えます。

うれしい効果 **2**

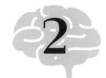

思い出すことが、認知症予防につながる！

間違い探しをしながら、感情豊かに昔を思い出すことで、脳に刺激が加わります。昔の思い出話をすることが、認知症予防などにつながることもわかってきています。

うれしい効果 **3**

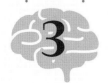

集中することで、心が落ち着く！

間違い探しに集中している間は、日々の余計なことを忘れることができます。没頭する時間を脳に与えることによって、疲労から解放され、気持ちが前向きになります。

もくじ

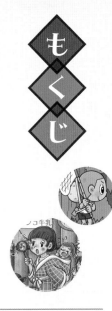

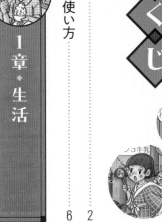

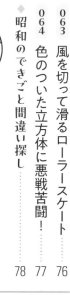
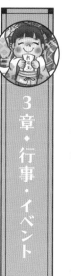
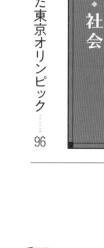
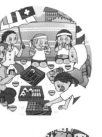

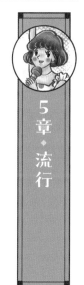

この本の使い方

この本には間違い探しを120点掲載しています。
上下にあるイラストを見比べて、違っているところを探しましょう。

答え

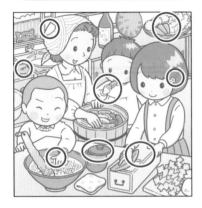

間違いの数は
すべて8か所です。

8か所の間違いが見つかったら、
140ページからの解答を見て、
答え合わせをしましょう。

上 基本のイラスト

下 間違いのあるイラスト

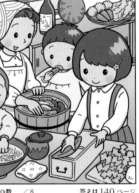

003
生活

台所仕事をお手伝い

既製品が少なかったため、各家庭で手作りをする食品がたくさんありました。糠床をかき混ぜたり、鰹節を削ったりと食事の準備も今とは違っていました。

昭和20〜30年代

懐かしい
思い出

すり鉢を押さえたり、鰹節を削ったりする手伝いをした方もいるのではないでしょうか。当時のお母さんの家事は今より多く、台所にいる時間は長かったはずです。

見つけた間違いの数 ／8 　　　答えは140ページ　　10

 間違い探しのヒント

❶ あるものがない、ないものがある

❷ 違うものに置き換わってないか？

❸ ものの大きさは同じか？

❹ ものの長さは同じか？

❺ ものの形は同じか？

❻ ものの位置や角度は同じか？

❼ 色や模様は同じか？

❽ 人物や動物の表情は同じか？

**慣れない
うちは**　間違いが見つけにくい場合は、絵をいくつかの部分に分けて見ていきましょう。
上の段、真ん中の段、下の段などのように、小さく分けた部分をじっくり見ると、
間違いを見つけやすくなります。

※本書に記載の年代は目安であり、地域などによって異なる場合があります。また、年代は戦後から記載しています。

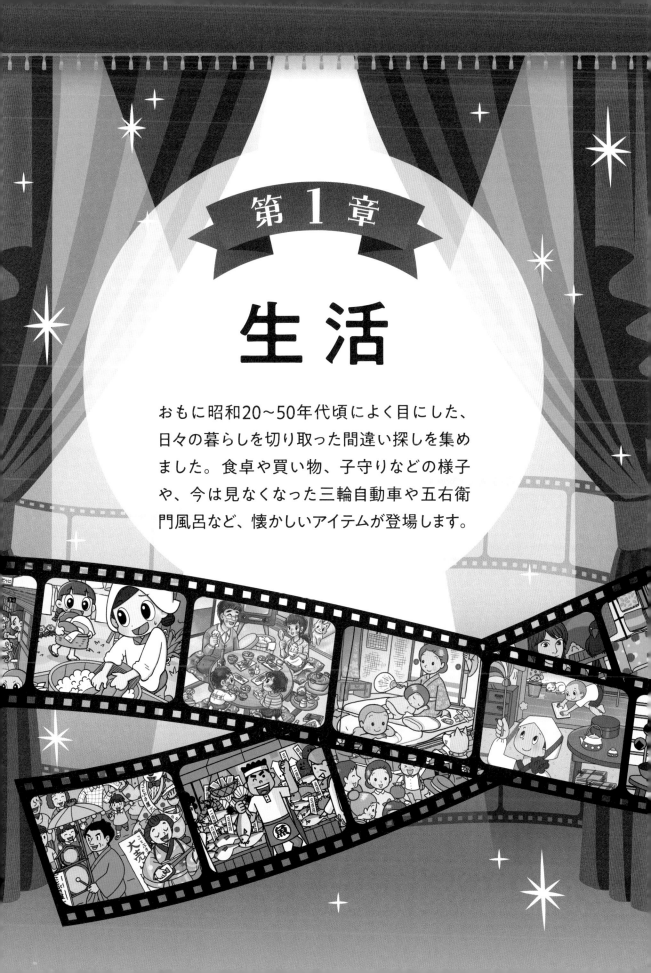

第1章

生活

おもに昭和20~50年代頃によく目にした、日々の暮らしを切り取った間違い探しを集めました。食卓や買い物、子守りなどの様子や、今は見なくなった三輪自動車や五右衛門風呂など、懐かしいアイテムが登場します。

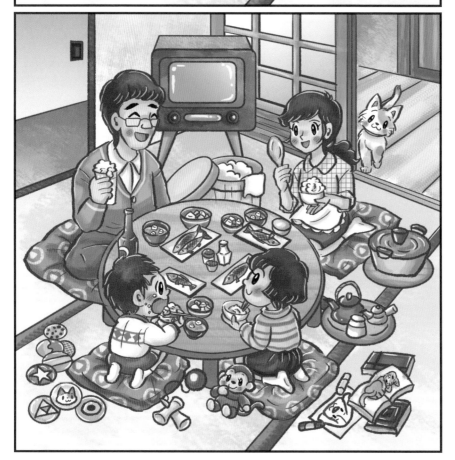

ちゃぶ台と昭和の食事

畳のある和室でちゃぶ台を囲み、家族そろって食事をしていました。ご飯は釜で炊いておひつに移していました。そ汁、焼き魚などの和食が中心。ご飯にみ

昭和20〜30年代

懐かしい思い出

一汁一菜に自家製の糠漬けや梅干しが加わった献立は素朴で健康的でした。昭和40年代からちゃぶ台はダイニングテーブルへと代わり、昭和後期には食の欧米化が進みました。

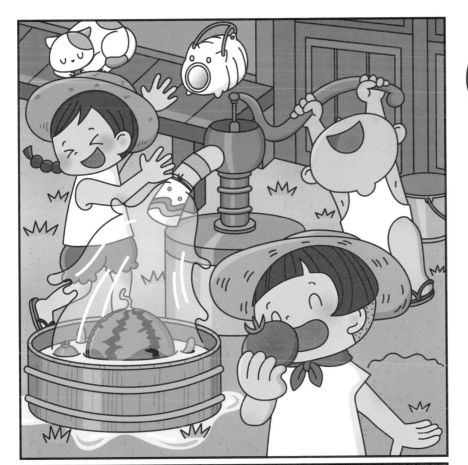

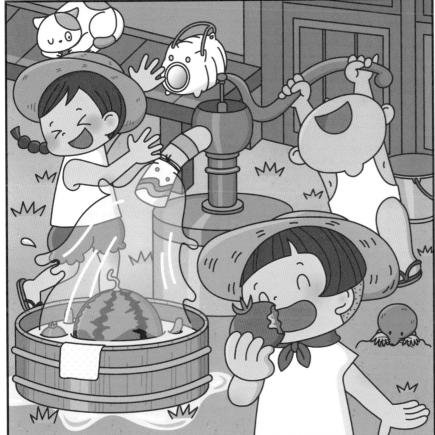

生活に欠かせなかった井戸

井戸水は洗濯や行水をしたり、野菜を冷やしたりする際に使われました。手押しポンプに代わり、電動ポンプの設置が増えたのは、昭和20〜30年代です。

昭和20〜30年代

懐かしい 思い出

子どもたちが、ポンプを押して水を出し、水遊びすることも。身近にあり、さまざまなことに利用されていた井戸ですが、水道の普及とともに数が減りました。

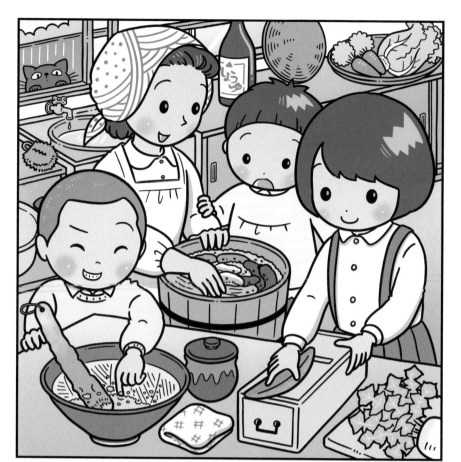

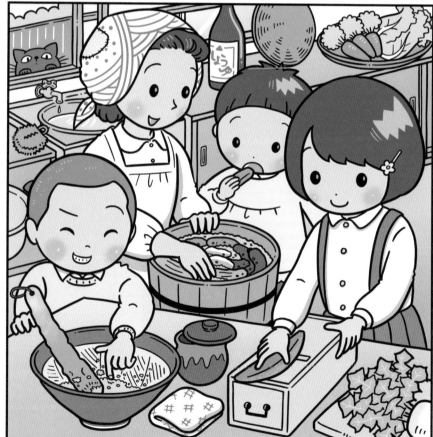

台所仕事をお手伝い

既製品が少なかったため、各家庭で手作りをする食品がたくさんありました。糠床をかき混ぜたり、鰹節を削ったりと食事の準備も今とは違っていました。

昭和20～30年代

《 懐かしい 思い出 》

すり鉢を押さえたり、鰹節を削ったりする手伝いをした方もいるのではないでしょうか。当時のお母さんの家事は今より多く、台所にいる時間は長かったはずです。

見つけた間違いの数 ／8　　　答えは 140 ページ

庭先に七輪を出し魚を焼く

炭火を起こして煮炊きをしたりする際に使われた七輪。高度経済成長期からのプロパンガスや都市ガスの普及で、次第に七輪は姿を消しました。

昭和20〜30年代

懐かしい思い出

火起こしや魚を焼くときに、うちわで扇いだ思い出もあるのではないでしょうか。持ち運びができる七輪はどこでも火が起こせる便利な器具として重宝しました。

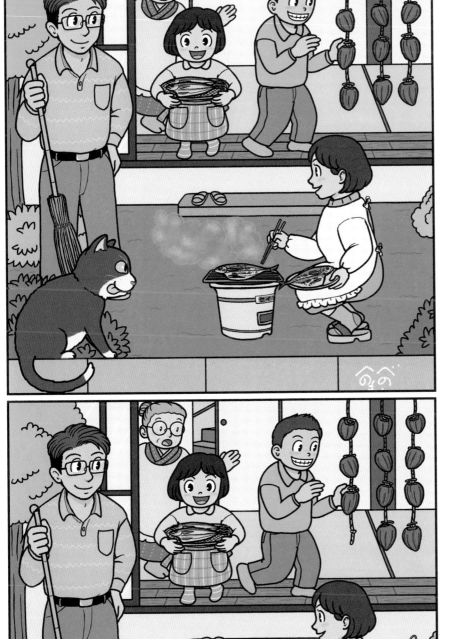

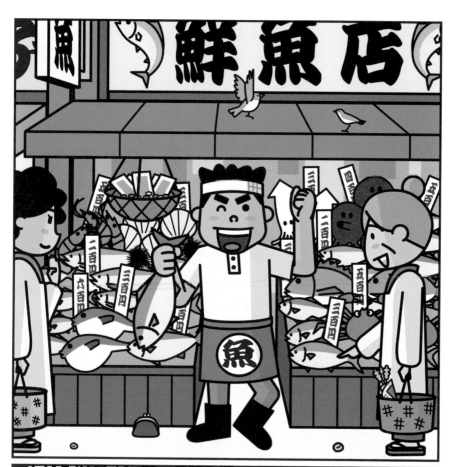

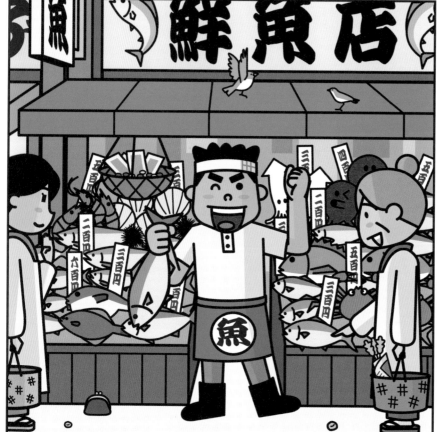

カゴを持って商店でお買い物

スーパーマーケットが多く建ち始めたのは昭和34年頃。それまでは個人商店での買い物が一般的。子どものお手伝いのひとつは「お使い」でした。

昭和20～40年代

〈 懐かしい 思い出 〉

リアカーや屋台をひいて商売する物売りもいました。野菜や豆腐、アイスキャンディー、金魚など扱う商品もさまざま。鍋を持って豆腐を買いに行った思い出はありませんか?

見つけた間違いの数　　／8　　　　答えは140ページ

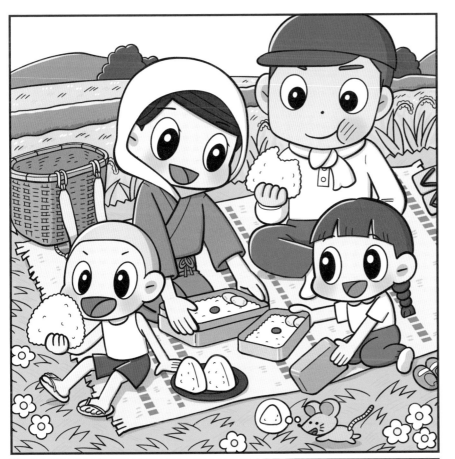

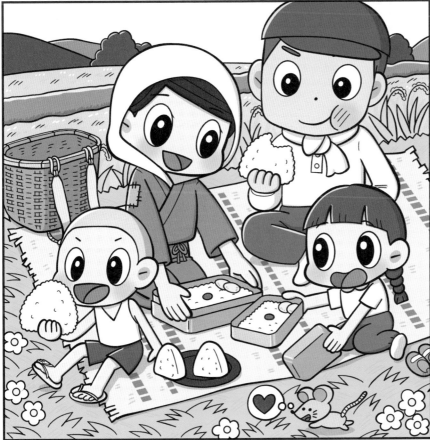

畦道でみんなで昼食

農作業の合間に、家族や近所の人が畦道に集まって一緒に昼食をとる光景。労働の中でのつかの間の休息の時間が、農村ではよくみられました。

昭和20〜30年代

懐かしい思い出

簡単に食べられるおにぎりや漬物などを用意して、広い空の下、昼食を食べました。おにぎりにつきものの海苔は、高級品だったため、普段ではなかなか食べられませんでした。

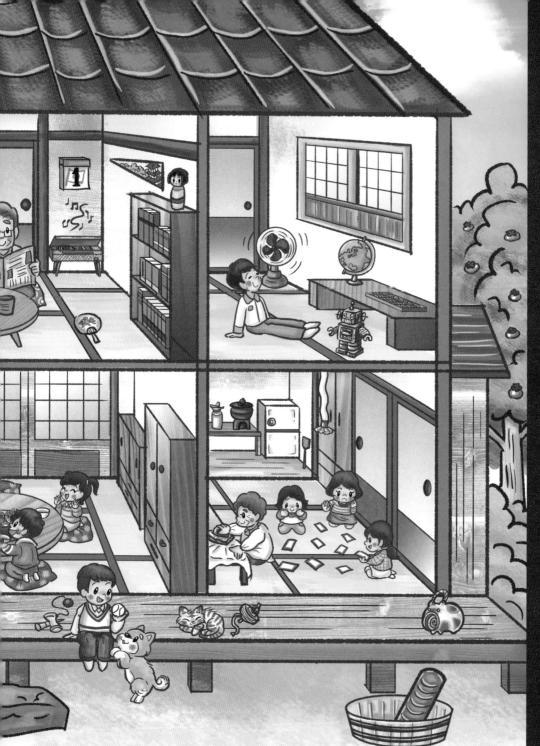

昭和絵探し

住居編

昭和の一般的な家屋をのぞいてみましょう。下の①〜⑥と同じイラストを探してください。

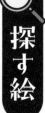

探す絵

❸ 黒電話

ダイヤルを回して使う懐かしい黒電話。ダイヤル戻りの時間がかかった。

❷ 冷蔵庫

氷を入れて使うものから電気のものへと変化。ドアが1つで、シンプル。

❶ 白黒テレビ

家庭の娯楽として定着。チャンネル数は今よりも少なかった。

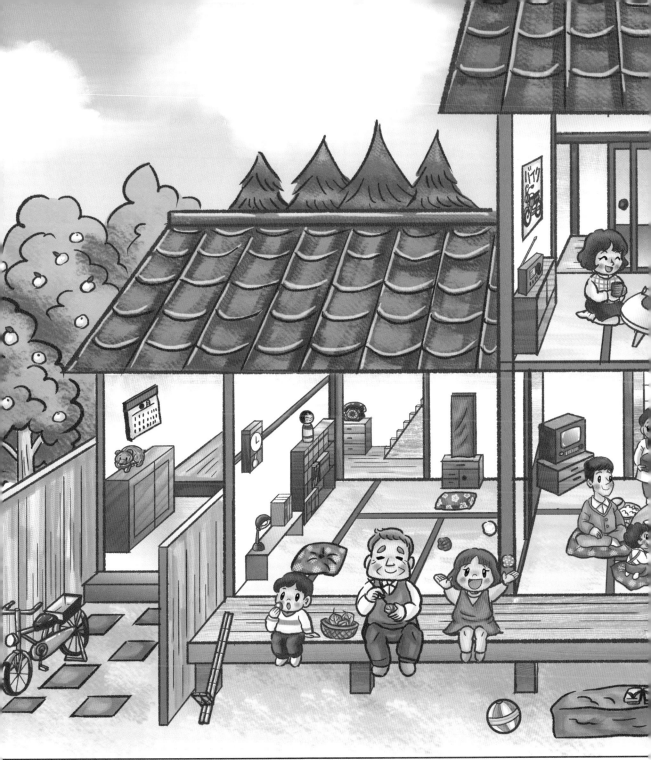

ペナント

観光土産の定番。旅行
先の思い出を部屋の壁に
貼っていた。

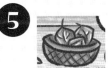

ほおずき

実の種を揉み出して作る
ほおずき笛。「ブーブー」
と鳴る音は懐かしい音。

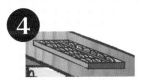

そろばん

どこの家にもひとつはあっ
た計算の必需品。小学生
の習い事の定番だった。

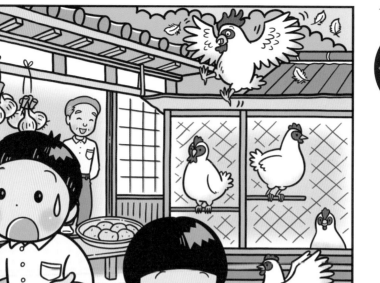

家で飼うニワトリの生みたて卵

卵はお見舞いに使われたほど高級品でした。戦後は養鶏場が整い、生産量も増え、値段も安価になり、消費量も増えました。

昭和20～30年代

懐かしい思い出

ニワトリを飼う家庭が多くあり、朝に子どもが卵を確認する手伝いをすることもありました。「巨人・大鵬・卵焼き」は昭和30年代中頃の子どもの好きなものの代表です。

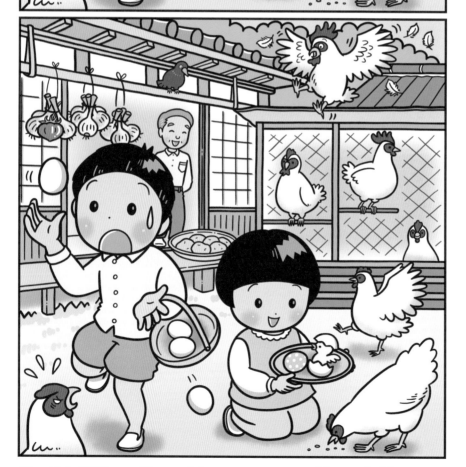

見つけた間違いの数　　／8　　　　答えは141ページ

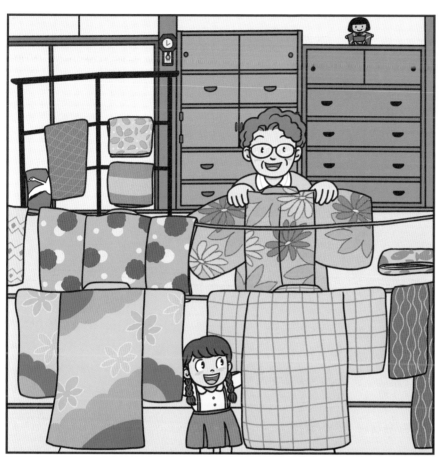

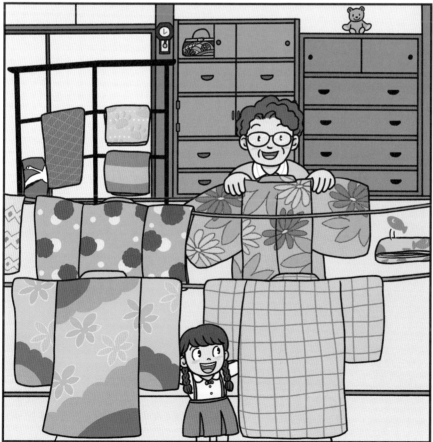

着物を干す虫干し

梅雨が明けると、箪笥やつづらから出した着物を、風通しのよい場所に干しました。カビから大切なものを守るため、着物以外に書物や絵画などを干すことも。

昭和20〜30年代

懐かしい
思い出

家の中に干してある着物に、触れたり遊んだりして怒られた記憶があるかもしれません。
しかし、衣類が洋装化された昭和40年前後には、虫干しの習慣も減りました。

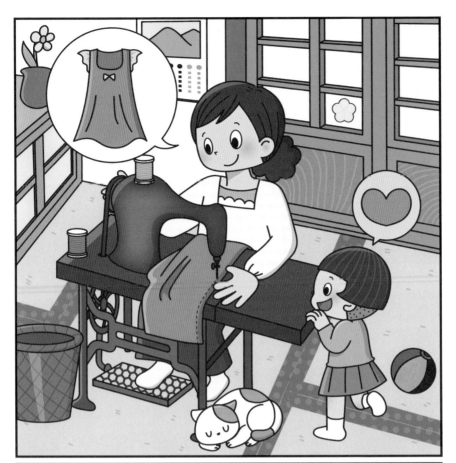

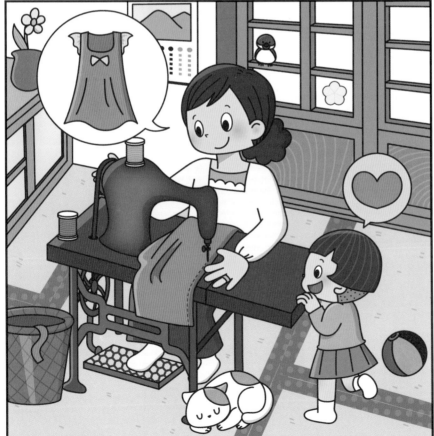

手作りの洋服とミシン

既製服が少ない時代は、お母さんがミシンを踏んで子どもや自分の洋服を作ることは日常茶飯事。ミシンは嫁入り道具のひとつで、生活の必需品でした。

昭和20〜40年代

懐かしい思い出

昭和40年代くらいまでは足踏み式ミシンが主流。その後、電気のミシンが使われるようになりました。街には洋裁教室があり、女性誌に型紙がつくこともしばしば。

見つけた間違いの数 　／8　　　　　答えは **141** ページ

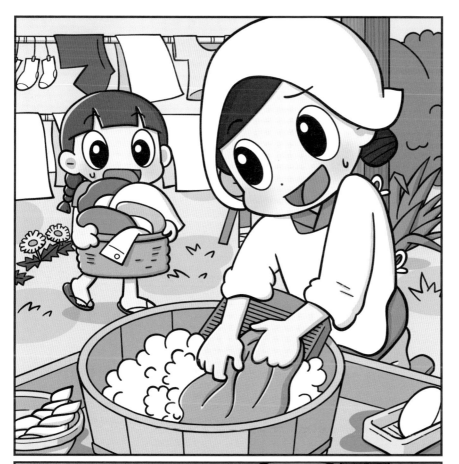

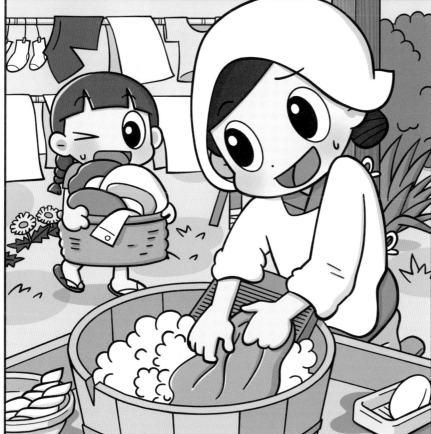

洗濯板でゴシゴシ洗濯！

タライと洗濯板を使っての洗濯は、毎日の重労働でした。三種の神器の洗濯機が普及してくると、手間がかかる洗濯板は、次第に使われなくなりました。

昭和20〜30年代

懐かしい思い出

寒い冬も、冷たい水の中に手を突っ込んでしもやけになりながら、せっせと洗濯していた当時。その頃にタイムスリップしたら、手を優しく温めてあげたくなりますね。

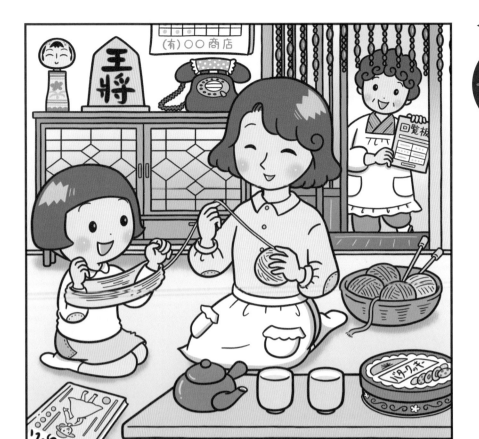

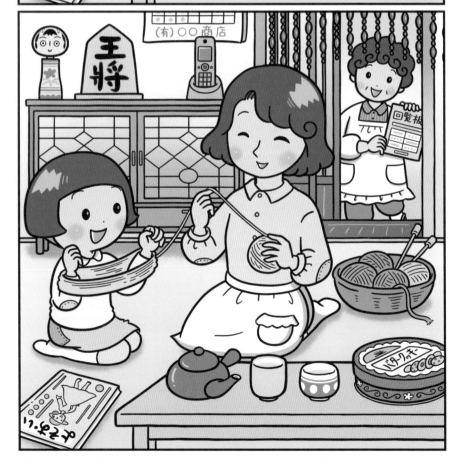

毛糸を解いてセーターを編み直す

毛糸のカーディガンやセーターは古くなると、解いて編み直しました。毛糸を解くときに、巻き直しの手伝いをした思い出があるかもしれません。

昭和20～30年代

◇懐かしい思い出◇

毛糸を解いて、別の色に染め直して編み直すことも。既製服が簡単に手に入らなかった当時、作り直しをしたり、継ぎあてなどしたりして大切に衣類を着ていました。

見つけた間違いの数　／8　　　答えは 141 ページ

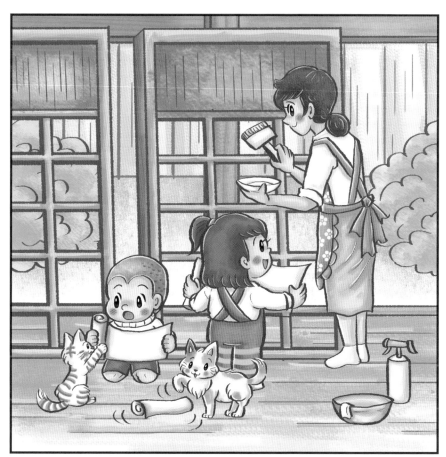

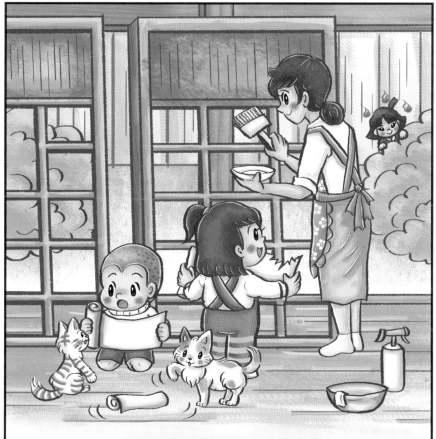

年末は障子の張り替え作業

年末の大掃除のときに障子を張り替えました。家族でやるので子どもたちは親からやり方を教わり、自然と覚えて張り替えられるようになりました。

昭和20〜50年代

懐かしい思い出

障子に穴を開けるいたずらをして怒られたことはありませんか。張り替えのときだけ破るのを楽しんだ方もいるのでは。下半分にガラスがはめ込まれた障子がある家も。

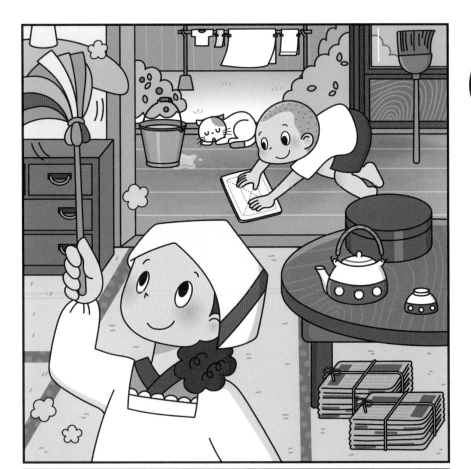

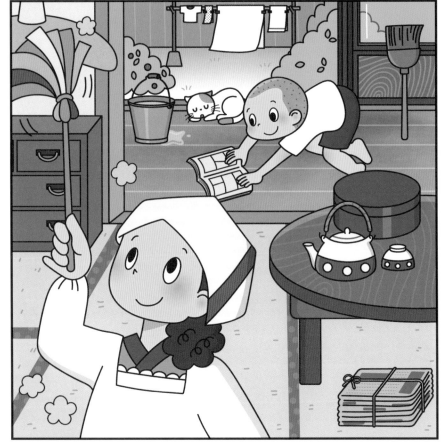

ほうきとはたきで掃除

サッサッと床をほうきで掃く音や、パタパタとはたきでホコリを落とす音。掃除機が普及するまでは、どの家庭でもよく耳にする音でした。

昭和20〜30年代

懐かしい思い出

畳が中心の日本家屋では、はたきをかけてホコリを落とし、ほうきで掃き、雑巾で拭いて掃除をしました。掃除の基本は上から下へとお母さんから教わりませんでしたか。

見つけた間違いの数 ／8 答えは142ページ

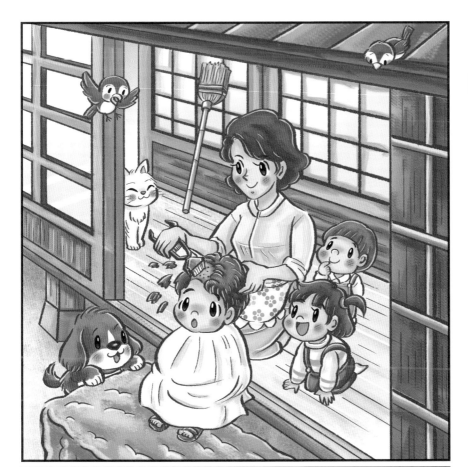

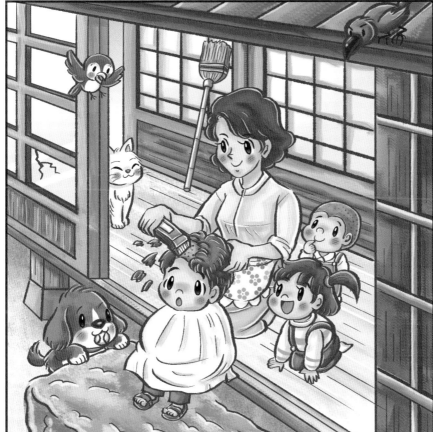

お母さんがおうちで散髪

昭和30年代前後には、家庭で散髪をする光景をよく目にしました。坊主頭にしたり、おかっぱ頭にしたり、ハサミを握るお母さんは理容師のようでした。

昭和20〜40年代

懐かしい思い出

「動かないで」などと言われながら、髪を切ってもらった方もいるでしょう。切っていくうちに、だんだん前髪が短くなって、学校に行くのが恥ずかしいと思った方もいるのでは。

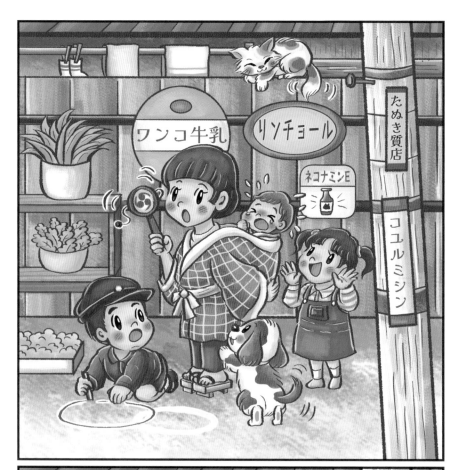

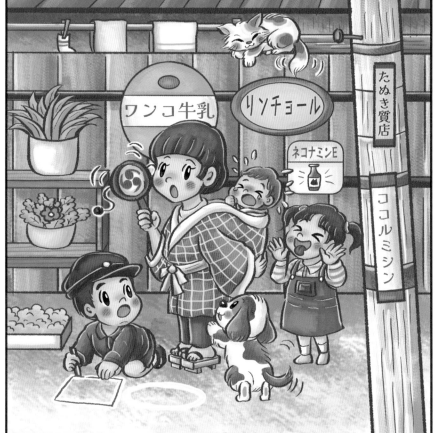

毎日の子守りはみんなで

幼い弟妹の子守りは、子どもたちにとってお手伝いのひとつでした。遊びに行くときや、学校へ勉強に行くときも、おんぶして一緒に連れて行ったものです。

昭和20〜50年代

懐かしい思い出

昭和50年代までは、おんぶ姿は一般的でした。おんぶひもで背負い、寒いときにはお母さんが手作りしたねんねこや亀の甲半纏をかけると、背中で子どもは寝ていました。

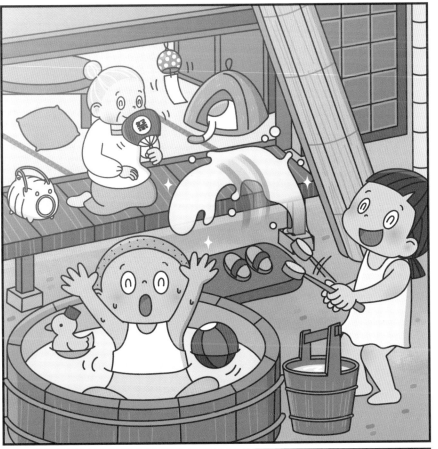

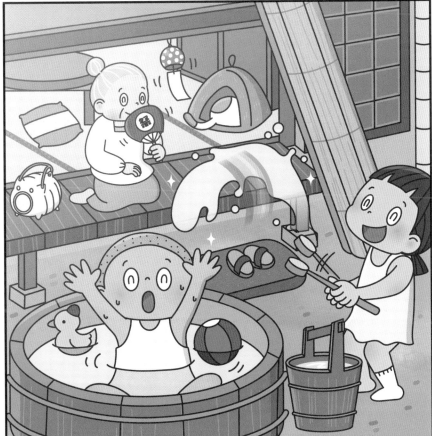

行水や打ち水で涼をとる

クーラーのない頃は暑さを凌ぐために、子どもは庭で行水をしました。多くの家庭で早朝や夕方に打ち水を行うことで、上手に涼をとる工夫もしていました。

昭和20〜40年代

懐かしい思い出

自転車に木箱をつけて売りにくる、アイスキャンディーを買って食べた方もいるはず。そうめんやスイカなど、冷たいものを食べることでも、夏をうまく乗り切っていました。

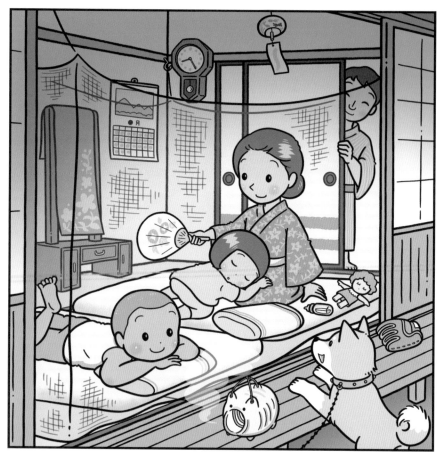

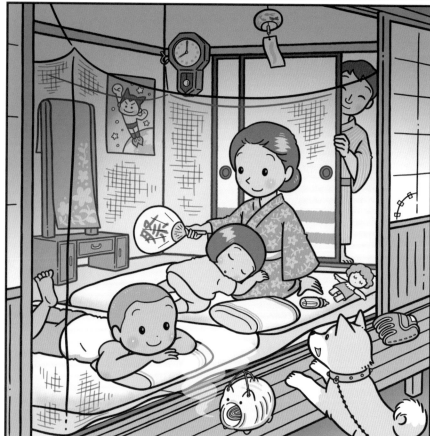

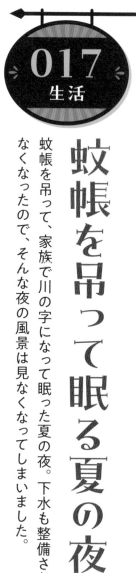
蚊帳を吊って眠る夏の夜

蚊帳を吊って、家族で川の字になって眠った夏の夜。下水も整備されて蚊も少なくなったので、そんな夜の風景は見なくなってしまいました。

昭和20〜30年代

懐かしい思い出

虫を避ける方法として蚊帳だけでなく、蚊取り線香も焚きました。蚊取り線香は日本の夏の風物詩的な存在で、香りを懐かしいと思う方もたくさんいるはずです。

見つけた間違いの数　　／8　　　　答えは142ページ　　　26

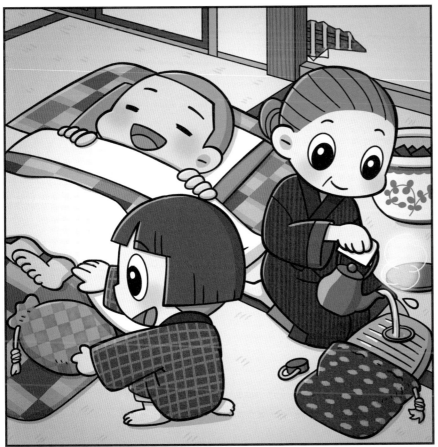

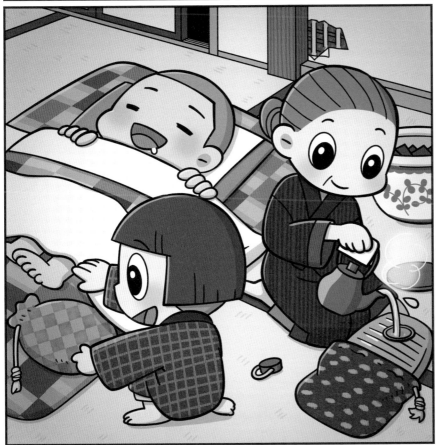

冬の夜の布団に湯たんぽ

冬の寒さが厳しくなると、ブリキ製の湯たんぽを足元に入れて眠りました。熱いので袋に入れたり、布で包んで入れていました。

昭和20〜40年代

懐かしい思い出

一晩たってぬるくなった湯たんぽのお湯は、洗面器に入れて顔を洗うのに使いました。固形燃料の豆炭を入れて暖をとる豆炭あんかもまた、就寝時に使われていた暖房具です。

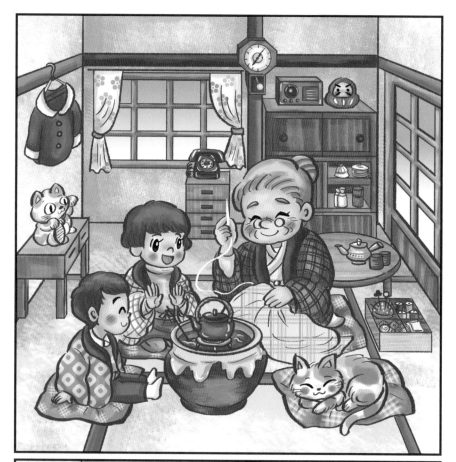

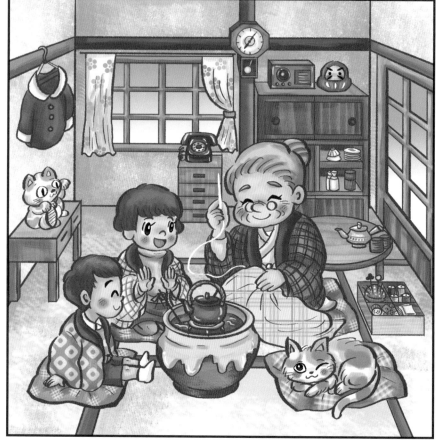

火鉢で暖をとるおばあちゃん

昭和30年代くらいまでよく使われていた暖房器具が火鉢です。一般の家庭では陶器の火鉢が主流でした。灰と火をつけた炭を入れて使っていました。

昭和20〜30年代

懐かしい思い出

火鉢の上に五徳と鉄瓶を載せてお湯を沸かしたり、網を載せて餅や干し芋を焼いたりすることもありました。暖をとる以外にもちょっとした調理もできる便利な道具でした。

見つけた間違いの数　　／8　　　答えは 143 ページ

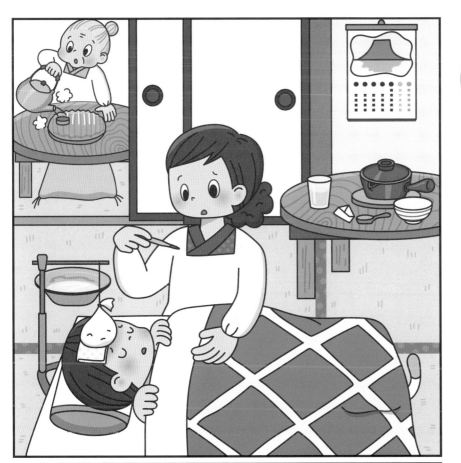

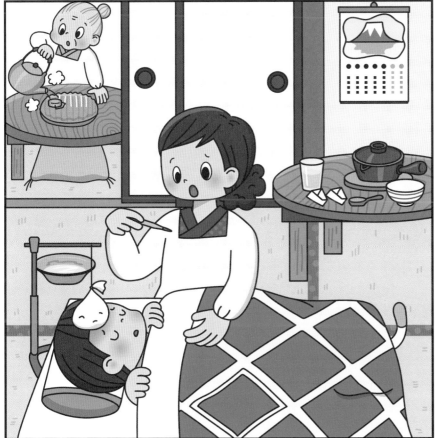

優しかった家族の看病

氷嚢や氷枕で頭を冷やすなど、家族が協力して看病をしました。民間療法も盛んで、ドクダミやアロエなどの植物をケガや火傷に使うこともありました。

昭和20〜40年代

懐かしい思い出

風邪をひいたときに、桃の缶詰やバナナが食べられたなど、特別なものを出してもらった思い出もあるのでは。卵酒やお粥など、病気のときだけの懐かしい味もありますね。

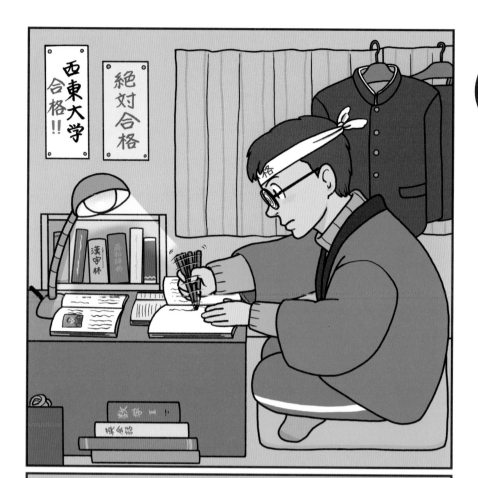

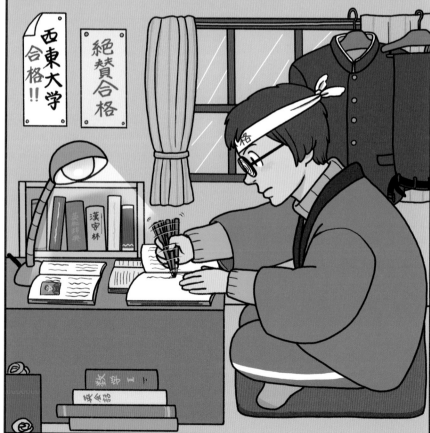

半纏を着て受験勉強！

受験生が夜に勉強をするときの防寒着の定番といえば、綿の入った半纏でした。丈夫な木綿を使って、お母さんが手作りしました。

昭和20〜50年代

懐かしい思い出

袖のついていない、ベストのような形のちゃんちゃんこを着ていた方もいるかもしれません。ちゃんちゃんこは動きやすく、背中が温かいことから便利な防寒着でした。

見つけた間違いの数　／8　　　答えは143ページ

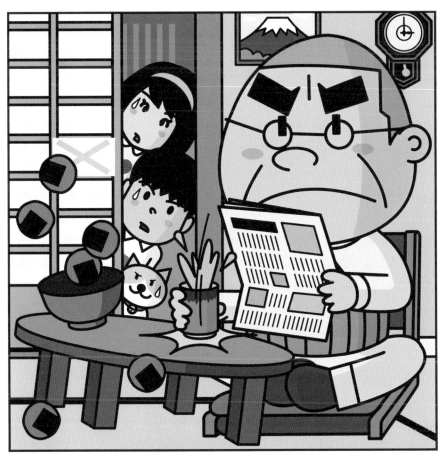

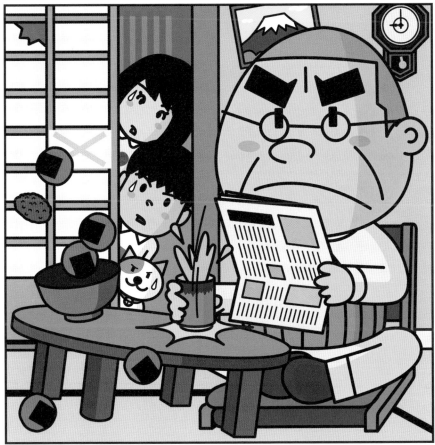

とにかく怖かった昭和の頑固親父

高度経済成長の頃は、父親は外で働き、母親は家を守るという役割分担がはっきりしていました。一家の大黒柱としての厳格な父親像が昭和にはありました。

昭和20〜40年代

懐かしい思い出

お父さんが食卓につかないとご飯を食べてはいけない、お父さんがお風呂に一番に入るなど、父親が中心となって家庭のルールが決まっている家もたくさんありました。

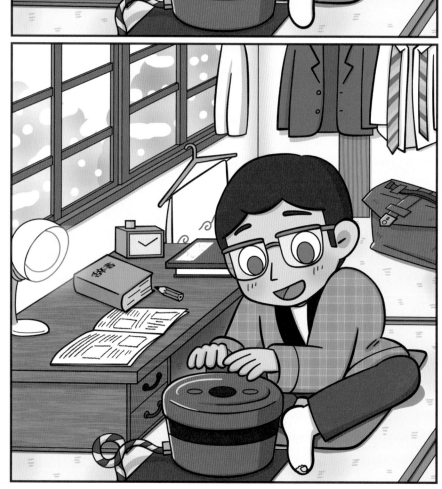

家族のような存在の下宿人

家庭の一室を間借りして過ごす下宿人がいたのも昭和ならではの光景でした。食事を大家さんが出してくれる家庭的なところもありました。

昭和20～40年代

《 懐かしい 思い出 》

家の一室を借りて、食事を出してもらう場合もあり、大家と下宿人は家族のように仲良くなることも。食事の提供は受けずに台所を借りて自分で作ることもあったようです。

見つけた間違いの数　／8　　　答えは 143 ページ

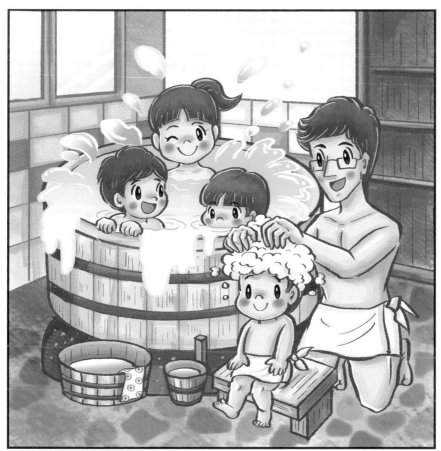

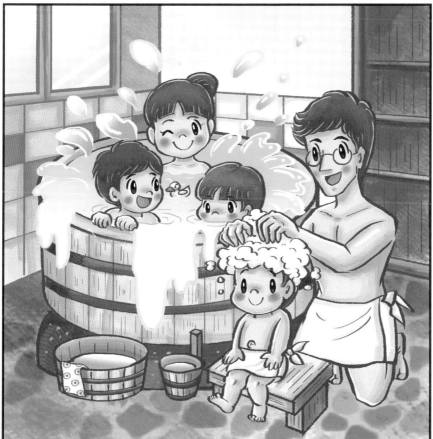

沸かすのも大変だったお風呂

昭和40年代くらいまでは、銭湯へ行く家庭も多かったですが、五右衛門風呂を使う家もありました。薪でお湯を沸かすので準備も温度調整も大変でした。

昭和20〜30年代

〈 懐かしい
思い出 〉

五右衛門風呂は底が熱くなってしまうため、木の板に乗って入りました。うまく板を沈めないと浮かんできたり、斜めになったりと入るのにもコツがいったのではないでしょうか。

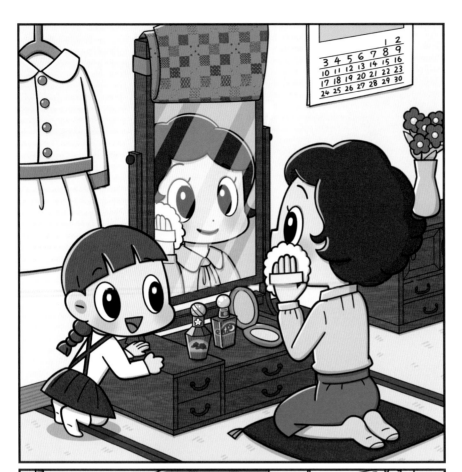

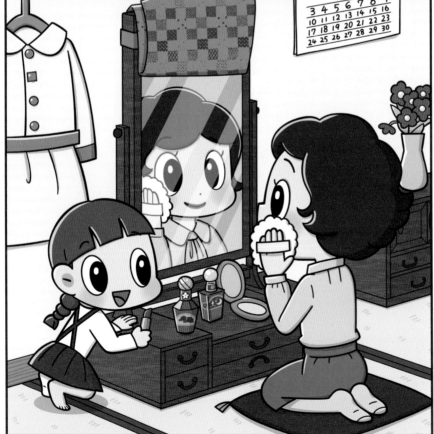

嫁入り道具の鏡台でお化粧

昭和期の婚礼家具として、一般的だった鏡台。お化粧をしたり、着物の帯を結んだりするときに使いました。普段は布のカバーをかけていました。

昭和20〜50年代

懐かしい思い出

古くから「女の魂」と縁起を担がれていた女性のための家具。お母さんをまねて、お化粧をこっそりした方もいるかもしれません。椅子付きや三面鏡タイプも売られていました。

見つけた間違いの数 ／8 　　　答えは144ページ

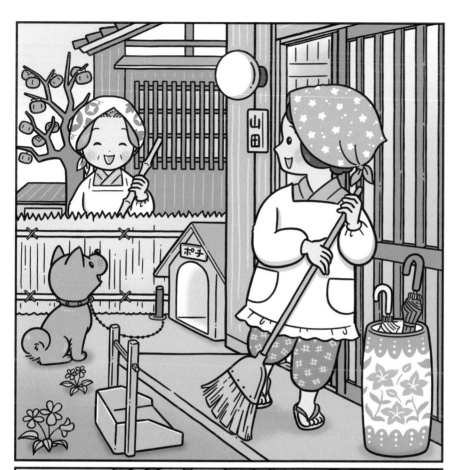

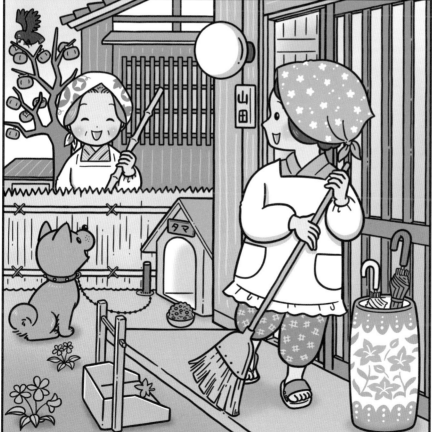

玄関先でお隣さんと立ち話

隣近所との付き合いが多く、玄関先で隣近所の方と世間話をする様子もよくみられました。玄関は引き戸。鍵をかけない家もたくさんありました。

昭和20〜40年代

❮ 懐かしい思い出 ❯

足りなくなった調味料を借りたり、おかずのお裾分けをしたりする光景は、昭和ならではです。今とは違って近所で日々助け合い、協力して暮らしていました。

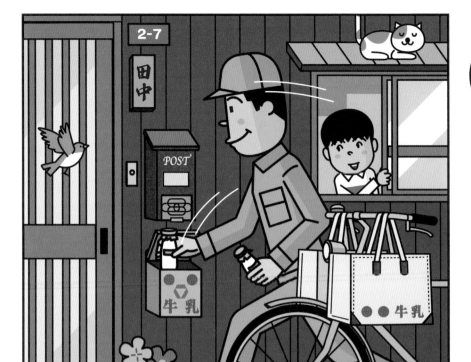

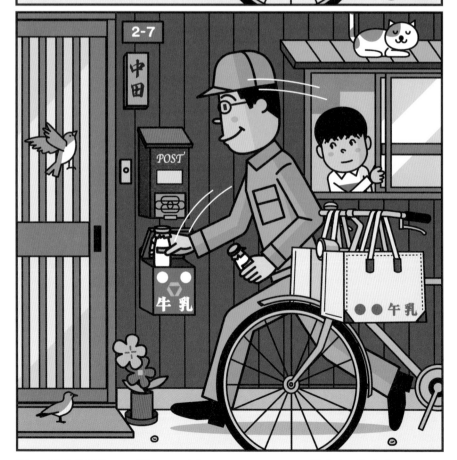

カタカタと瓶の音が響く牛乳配達

スーパーマーケットができるまでは、毎朝、瓶の牛乳を配達してもらっている家庭が多かったです。玄関前などに専用の木の箱が設置されていました。

昭和30〜50年代

懐かしい思い出

牛乳の蓋は子どもたちにとって、遊び道具でもありました。蓋を集めて、めんこ代わりにした方もいるのでは？ 昔はみんな、手製のもので工夫して遊んでいました。

見つけた間違いの数　　／8　　　　　答えは**144**ページ

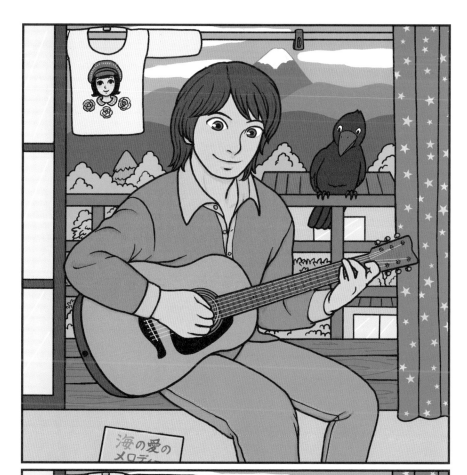

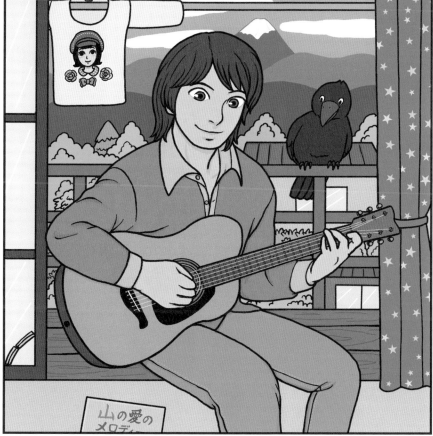

窓辺でフォークギターを弾く

昭和40〜50年代、かぐや姫の「神田川」やイルカの「なごり雪」などのフォークソングが流行。長髪でフォークギターの弾き語りをする若者も、多くいました。

昭和40〜50年代

懐かしい思い出

「寺内貫太郎一家」や「時間ですよ」などのドラマでも、フォークギターを弾いて歌うシーンが流れました。屋根の上やベランダなどで演奏する様子をまねた方もいるのでは。

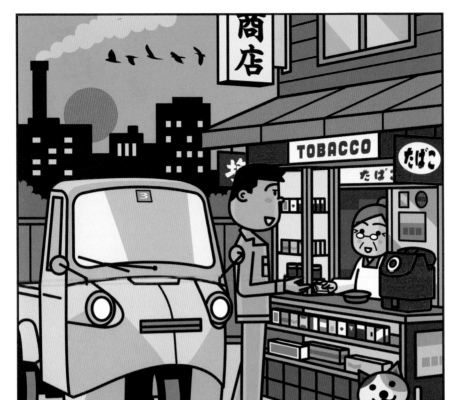

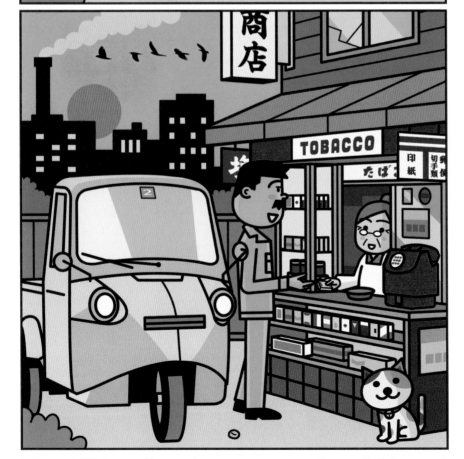

大活躍、コンパクトな三輪自動車

戦前から戦後の昭和30年代頃までで、三輪自動車をよく見かけました。家の前の道路に青空駐車されている光景は、昭和ならではの懐かしい風景です。

昭和20〜40年代

懐かしい
思い出

ダイハツ、マツダ、くろがねなどがよく知られたブランド。最も有名なものは、ダイハツのミゼットです。ミゼットは昭和32年に発売され、昭和47年に生産を終了しました。

見つけた間違いの数　　／8　　　　答えは 144 ページ

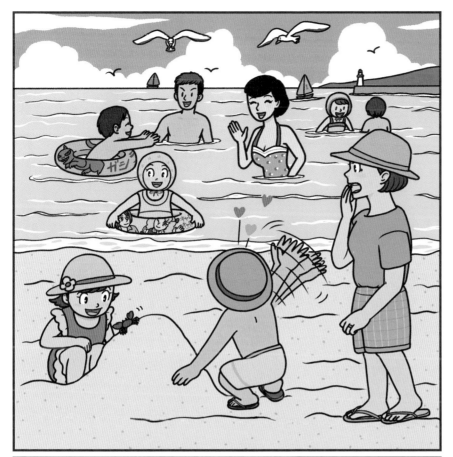

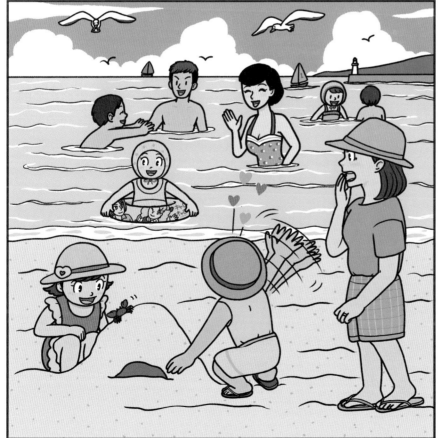

今以上に大人気だった海水浴

レジャーが少なかった昭和20～40年代、海水浴は夏の恒例行事でした。シーズンを迎えると、海岸は今以上に芋洗い状態で大勢の人であふれました。

昭和20～40年代

〈 懐かしい 思い出 〉

昭和30年頃までに男の子の水着が定着し、海水浴場でもふんどしは姿を消しました。子どもはみんな真っ黒に日焼けしていました。

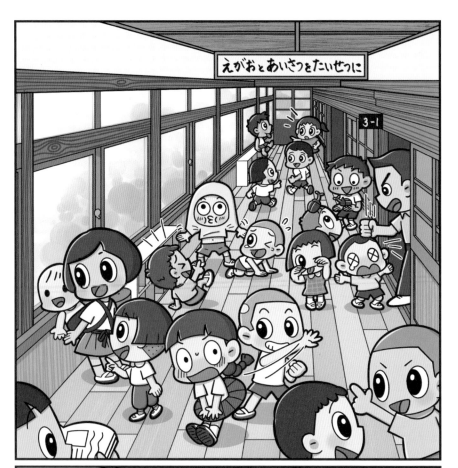

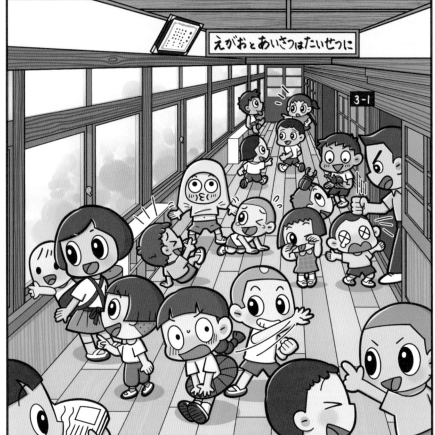

温もりがある木造校舎

昭和30年代頃までは学校は木造校舎でした。建具なども木製のため、隙間風が吹いて寒いこともありましたが、木の温もりを感じる建物でした。

昭和20～30年代

〈 懐かしい 思い出 〉

廊下を雑巾掛けした思い出や、廊下を走って怒られた記憶もあるのでは。昭和40年代には鉄筋の校舎に建て替えられるようになり、学校の様子もすっかり変わりました。

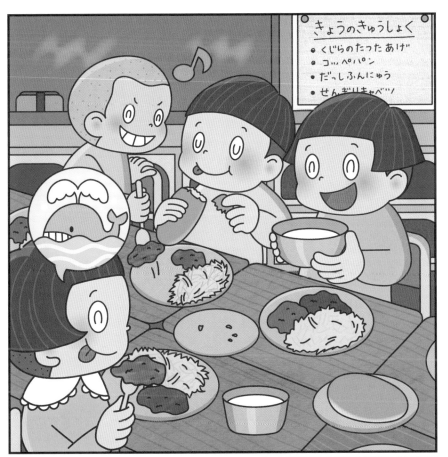

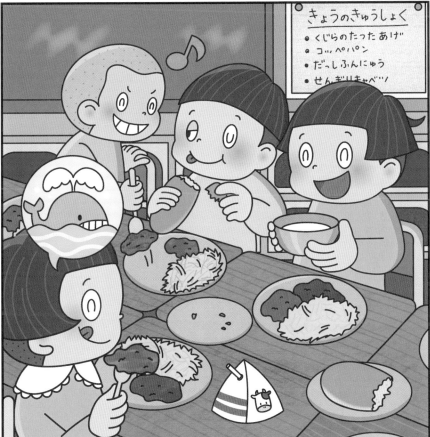

お腹いっぱい食べた給食

学校でみんなが楽しみにしていた給食。昭和30年代は、脱脂粉乳や鯨の竜田揚げなど、今ではあまり口にしない懐かしいメニューが、給食の定番でした。

昭和20〜60年代

懐かしい思い出

昭和51年に米飯給食が始まるまで、コッペパンは主食としてよく食べられていました。独特の匂いがする脱脂粉乳があまりおいしくなかった思い出がある方も多いのでは。

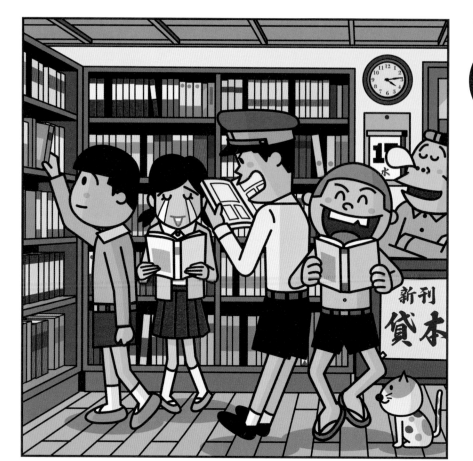

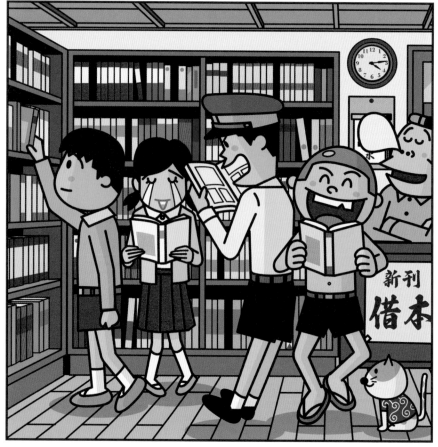

夢中になる本に出会った貸本屋

昭和30年代前半は貸本屋全盛の時代。剣豪小説や軍記物、漫画や児童書が人気に。駄菓子屋と並ぶ二大娯楽として、放課後には店内に子どもがあふれました。

昭和20〜40年代

《 懐かしい 思い出 》

昭和31年に貸本漫画誌『影』が創刊され、劇画ブームの火付け役に。最盛期の昭和30年代前半で貸本屋の入会金または保証金が20円前後、貸出料が1冊10円前後でした。

見つけた間違いの数 ／8 　　　答えは145ページ

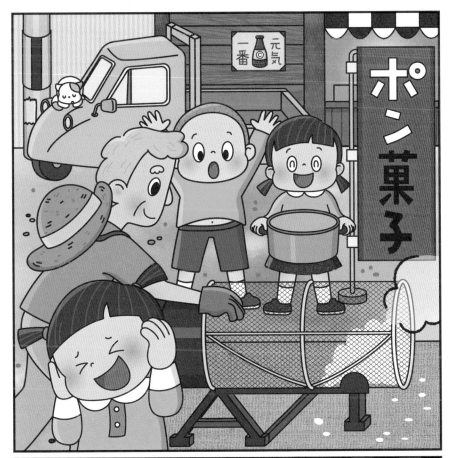

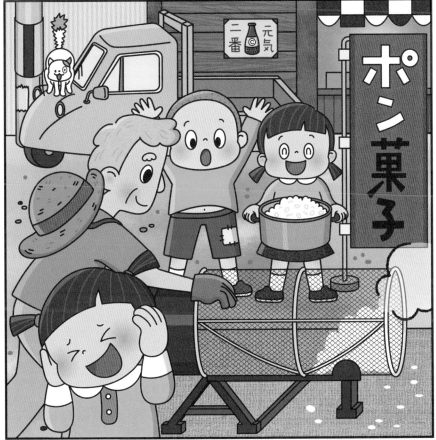

ポン菓子作りの音にびっくり！

近所の広場や神社の定期市などに、専用の製造機を持ってきて作られたポン菓子。子どものおやつとして人気があり、駄菓子屋でも売られていました。

昭和20〜30年代

懐かしい思い出

できたてのポン菓子は、香ばしくておいしいと評判。家から米を持って行くと、専用の機械で作ってもらえました。地域によってポンポン菓子、ドンなどと呼び方も異なります。

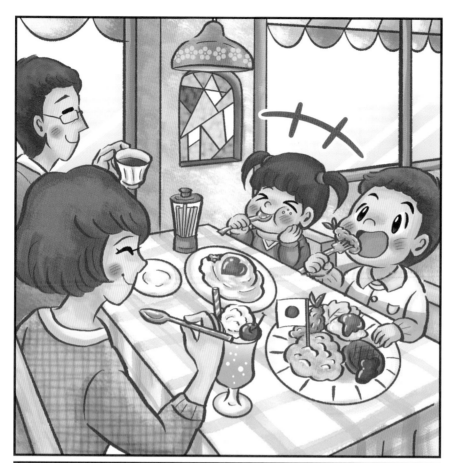

休日のデパートは夢の世界！

昭和30〜50年代のデパートは憧れの場所。家族でおめかしをして出かけ、買い物をしたり、食堂でお子様ランチを食べたりして幸せな気分になりました。

昭和30〜50年代

懐かしい思い出

お子様ランチはデパートの食堂発祥とも言われ、ホットケーキも子どもに人気でした。混んでいると相席はもちろん、食べている近くで順番待ちされることも。

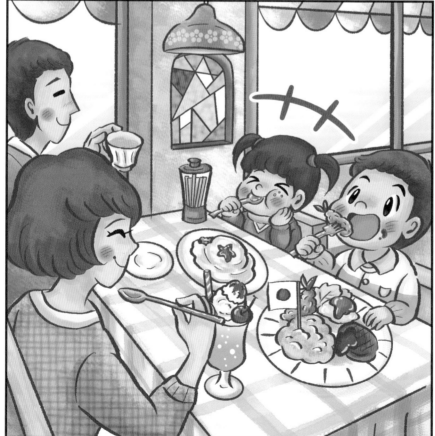

見つけた間違いの数　　／8　　　　答えは 145 ページ

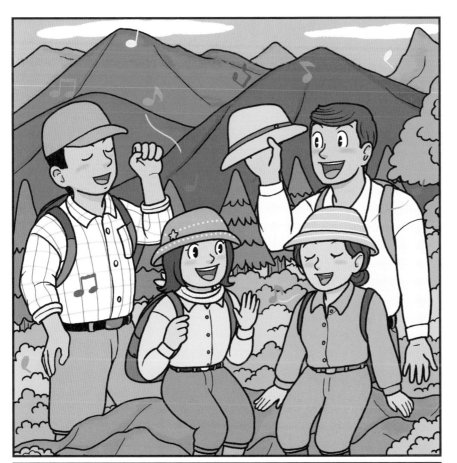

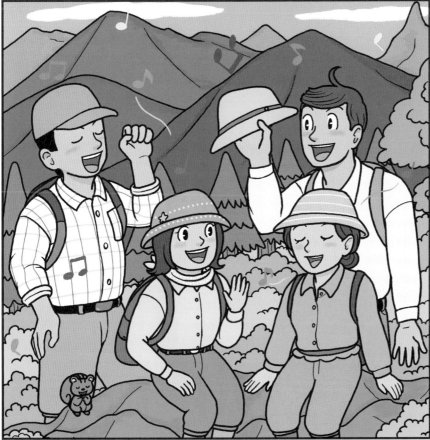

出会いの場、合同ハイキング！

昭和30年代頃から、若い男女が出会いを求めて、低山などにハイキングに出かけました。休日になるとハイキング列車が運行されることもあったようです。

昭和30〜40年代

懐かしい思い出

大学や会社の仲間を誘って山に登り、歌を歌って楽しむことも。これをきっかけに結婚することになったカップルもいました。当時の若者たちの、青春の1ページです。

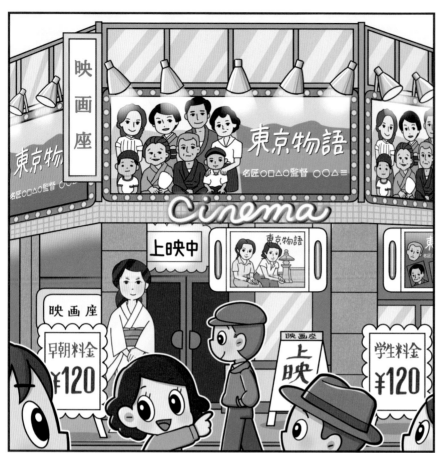

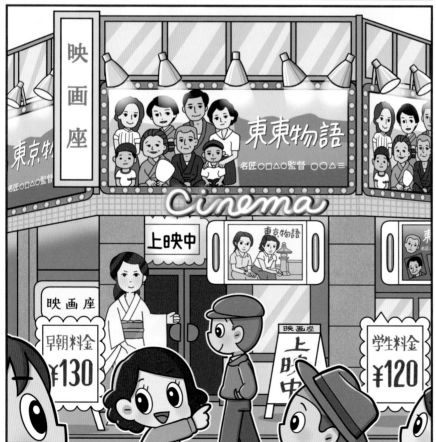

街の中心となっていた映画館

昭和30年代半ばは日本映画全盛期。昭和33年には、映画館の入場者数が11億2745万人にものぼりました。テレビが普及する前の娯楽は映画でした。

昭和20〜30年代

懐かしい思い出

『東京物語』や『君の名は』、『二十四の瞳』、『人間の條件』など名作のヒットが続き、正に映画の黄金時代でした。石原裕次郎が『太陽の季節』でデビューしたのもこの頃。

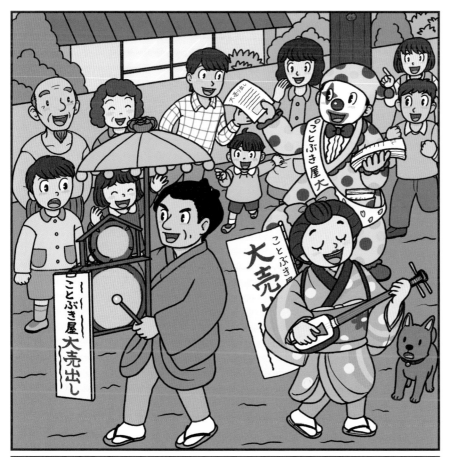

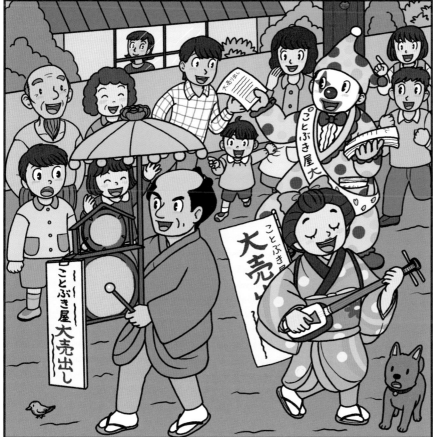

街の宣伝屋、チンドン屋さん！

商店街の売り出しなどがあるとやってきた、チンドン屋。チンドン太鼓や管楽器、アコーディオンなどを持って賑やかに街中を宣伝して歩きました。

昭和20〜40年代

懐かしい思い出

顔を白塗りしたり、華やかな着物を着たりと派手な装いと賑やかな演奏で、たくさんの人を集めましたが、昭和40年代から少しずつ活動の場が少なくなってしまったようです。

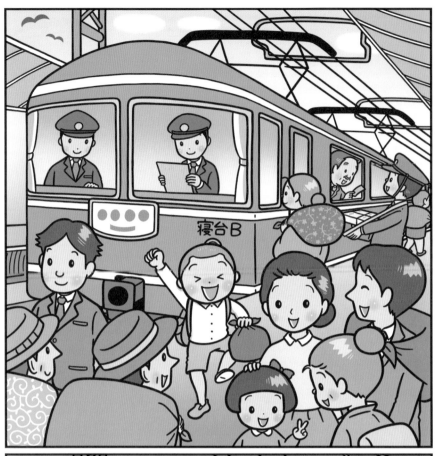

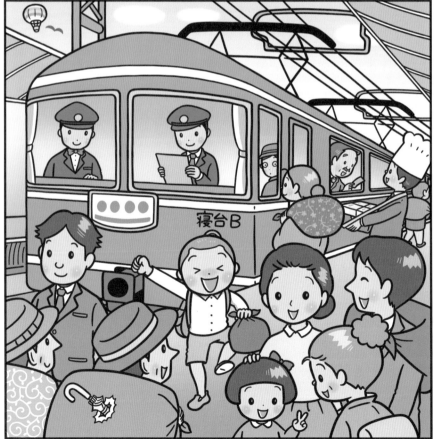

「走るホテル」、寝台列車

夜眠りながら移動できる寝台列車。昭和33年、全車両のデザインが統一された「あさかぜ」が運行されると、青い車体のブルートレインが活躍することに。

昭和20〜60年代

◇懐かしい思い出◇

昭和63年の「北斗星」の運行をきっかけに、「トワイライトエクスプレス」や「カシオペア」などが人気に。高速移動とは違うロマンティックな旅を楽しんだ方もいるのでは。

見つけた間違いの数 ／8 答えは146ページ

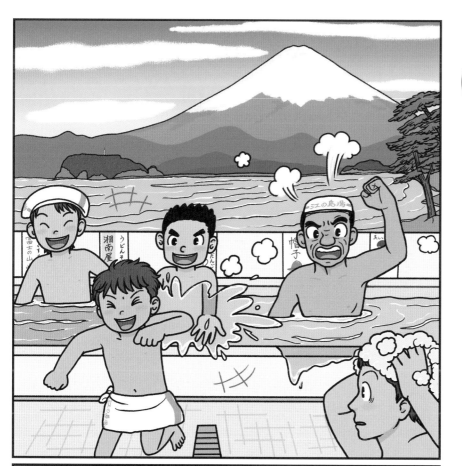

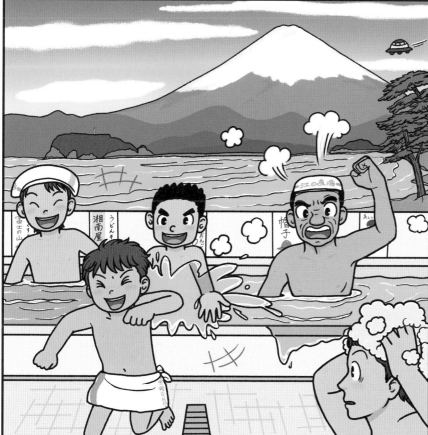

家族で銭湯に通ってぽかぽか

家庭風呂の普及率が約60％になったのは昭和38年頃。それまでは銭湯に通う家庭も多かったです。子どもが湯船の湯を水でうめて怒られることもありました。

昭和20〜40年代

**懐かしい
思い出**

銭湯のテレビでプロレス中継を見ることもあったとか。昭和30年代から瓶の牛乳が置かれるようになったとされ、湯上がりのリフレッシュに飲む人もいました。

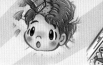

当時はいくらだった？ 物価当てクイズ

昭和30年代の❶～❽の価格について、Ⓐ～Ⓒのどれが正しいでしょうか？
正しいものを選んで、＿＿＿に答えを書きましょう。

① 銭湯の入湯料
（昭和34年当時）

Ⓐ 16円
Ⓑ 56円
Ⓒ 520円 ＿＿＿

② ガソリン1ℓ
（昭和34年当時）

Ⓐ 13円
Ⓑ 43円
Ⓒ 113円 ＿＿＿

③ 散髪代
（昭和34年当時）

Ⓐ 163円
Ⓑ 363円
Ⓒ 563円 ＿＿＿

④ 子ども用フラフープ

Ⓐ 20円
Ⓑ 200円
Ⓒ 2,000円 ＿＿＿

⑤ うどん・そば1杯分
（昭和34年当時）

Ⓐ 35円
Ⓑ 105円
Ⓒ 205円 ＿＿＿

⑥ 14型白黒テレビ
（昭和34年当時）

Ⓐ 約4万円
Ⓑ 約7万円
Ⓒ 約10万円 ＿＿＿

⑦ プレハブ（ミゼットハウス）3坪タイプ

Ⓐ 118,000円
Ⓑ 218,000円
Ⓒ 318,000円 ＿＿＿

⑧ 少年サンデー

Ⓐ 15円
Ⓑ 30円
Ⓒ 90円 ＿＿＿

答えは 160 ページ

第2章

遊び

子どもの頃の楽しい遊びが間違い探しになりました。ベーゴマや三角ベース、おままごとやお手玉で遊んだ光景を、ページをめくるたびに思い出すのではないでしょうか。大人も子どももハマった、あの遊びもあります!

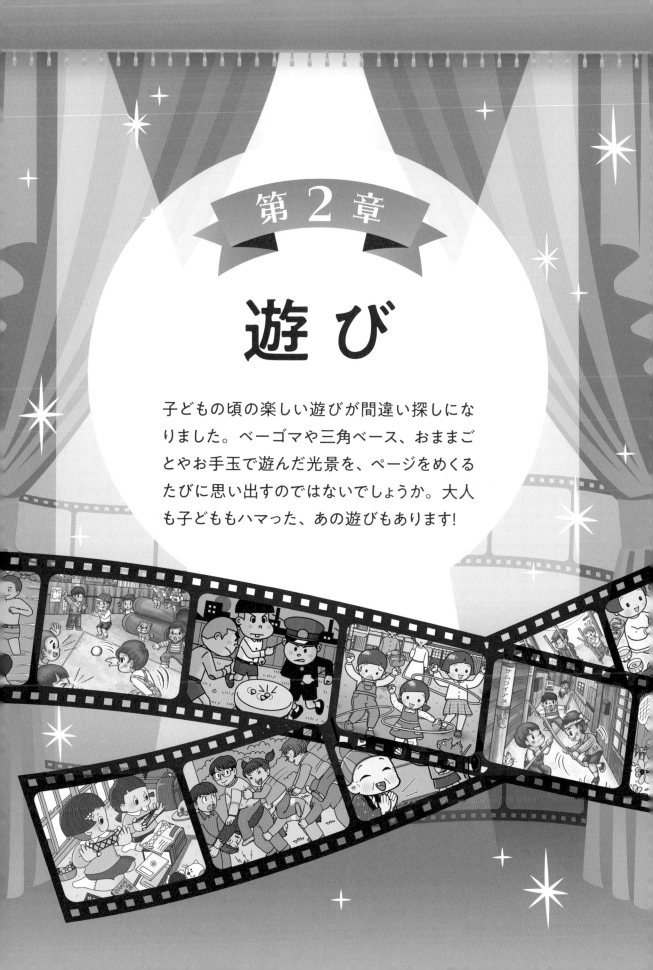

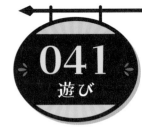

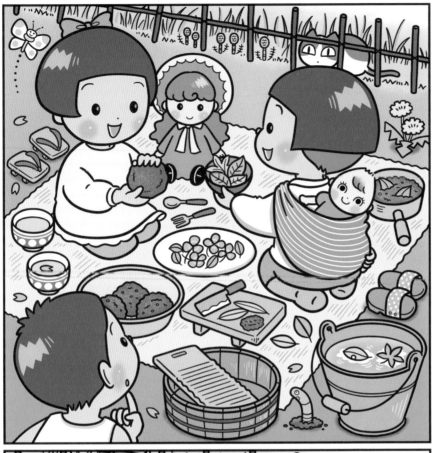

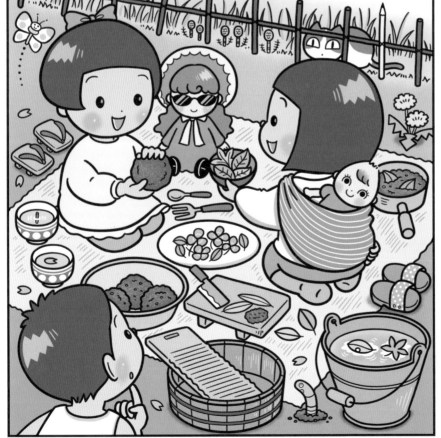

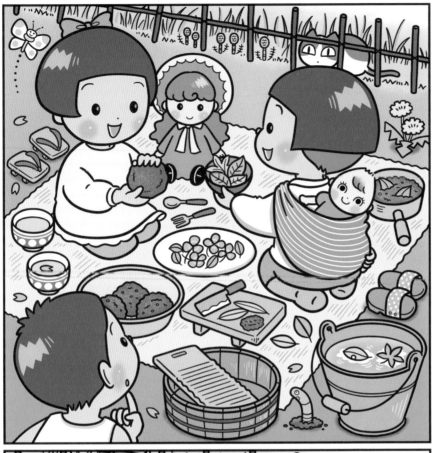

お母さんになれたおままごと

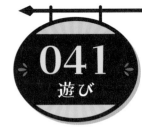

041
遊び

敷物に皿や鍋を広げて遊ぶままごと。草花や土で料理を作ったり、人形を背負ったりして、お母さんのまねをする姿は、まるで小さいお母さんでした。

昭和20〜60年代

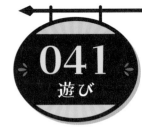

懐かしい思い出

昭和30年代のままごと玩具はブリキ製が主流で、その後プラスチック製に。昭和44年に売り出された「ママ・レンジ」は大人気。目玉焼きなどのリアルな調理ができました。

見つけた間違いの数　／8　　　答えは 146 ページ

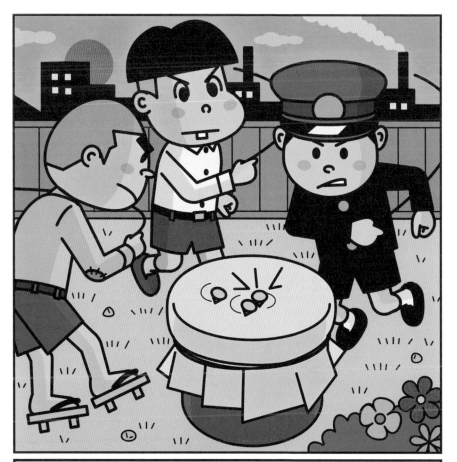

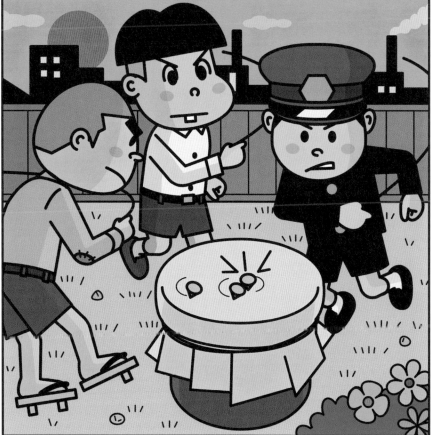

勝つための改造は当たり前、ベーゴマ

鋳物（いもの）で作られたベーゴマ。昭和30年代には人気の野球選手や力士の名前が入ったベーゴマが全国的に流行し、男の子たちの遊びの定番でした。

昭和20〜30年代

懐かしい
思い出

ベーゴマで勝つためには改造は必須。やすりをかけ、模様が入っている上面に溶かしたロウ、鉛を流し込むといった工夫をし、強いコマに仕上げました。

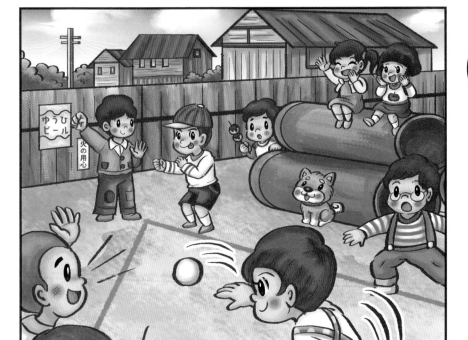

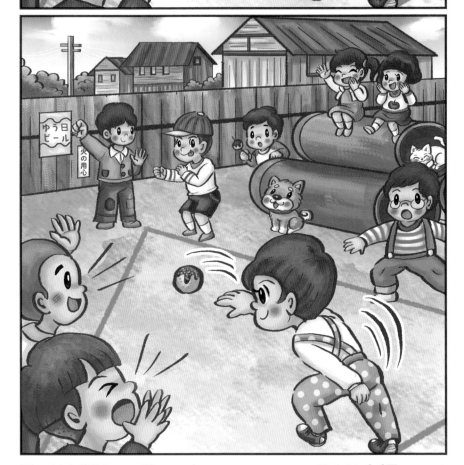

泥だらけで遊んだ三角ベース

一塁と三塁と本塁の３つで遊ぶ三角ベース。本格的な野球と違い、少ない人数でできる身近な遊びでした。弟妹を背負って参加する強者もいたとか!?

昭和20〜30年代

懐かしい思い出

軟らかいボールを使うのでグローブは不要。空き地に行くと、必ず誰かがいて、自然と三角ベースが始まりました。「ボールは下投げで」などルールもさまざまだったようです。

見つけた間違いの数 ／8　　答えは147ページ

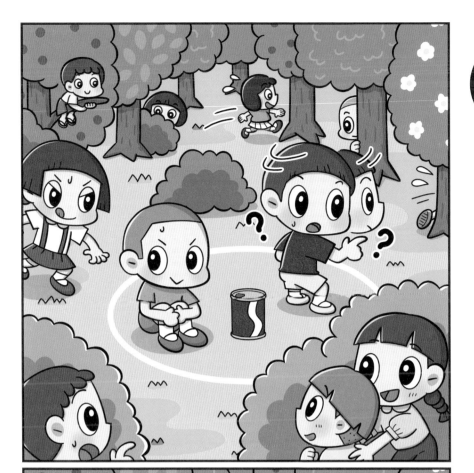

空き缶ひとつで楽しめた缶蹴り

みんなが集まり、空き缶があると始まった缶蹴り。鬼に見つからないように隠れたり、捕まった子を助けに行ったりと、ドキドキすることが多い遊びでした。

昭和20〜50年代

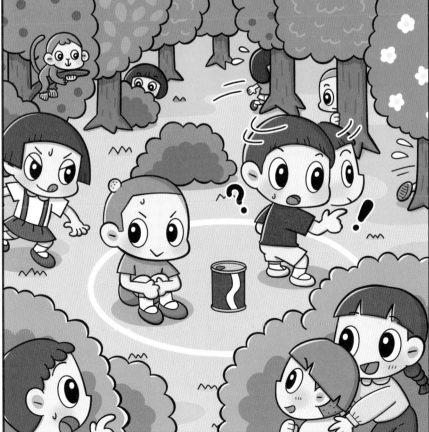

懐かしい思い出

空き缶を蹴るときに、思わず靴が一緒に飛んでしまったり、缶がどこかへ行ってしまったりしたことも。一度始めるとなかなか終わらず、鬼を替えては盛り上がりました。

技を見せ合ったあやとり

輪にした紐でいろいろな形を作って遊ぶあやとりは、古くから伝わる伝承遊び。二人で交互に紐をとり合って遊ぶ、二人あやとりもなじみ深いです。

昭和20〜60年代

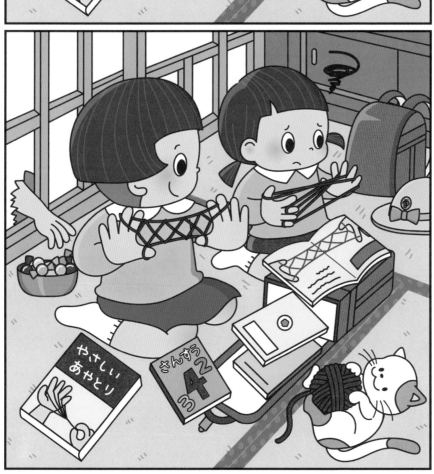

懐かしい思い出

最初はつり橋からスタートし、定番のほうきやはしごへ。難しい技ができるようになると、うれしかったのでは。学校の休み時間やお家で、手先を動かして楽しみました。

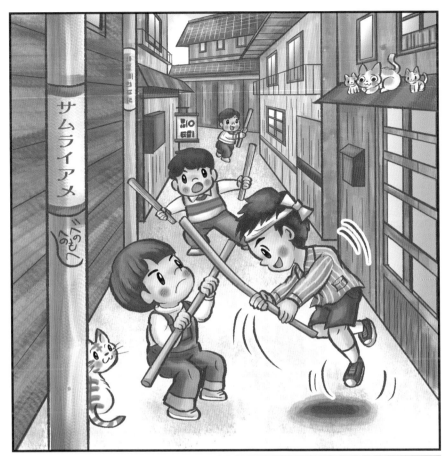

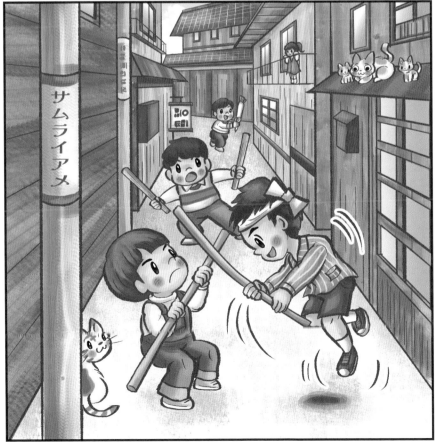

映画俳優になりきったチャンバラ

昭和30年代は映画の時代劇がブーム。その影響もあって、子どもたちは映画俳優が演じる侍になりきることも。至るところで戦いが繰り広げられました。

昭和20〜30年代

懐かしい思い出

長いものを刀に、風呂敷はマント、日本手拭をはちまきにして、勇ましい侍になった記憶はありませんか。大事なものを壊したり、ときには本当の喧嘩になったりしたのでは。

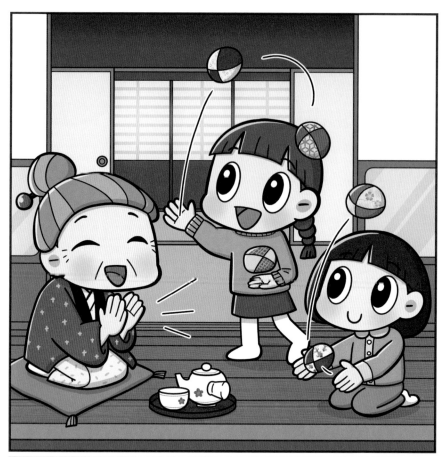

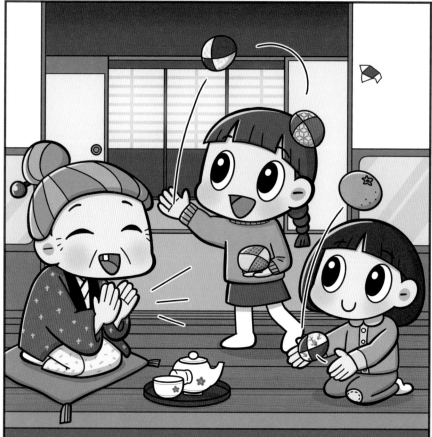

何度も練習したお手玉

小豆や数珠玉を入れて手作りしたお手玉を、数え歌を歌いながらつきました。4つなど、たくさんの玉がつける子は憧れの的になったものです。

昭和20～30年代

懐かしい思い出

最初は両手で2個、次は片手で2個、その次は両手で3個と、お手玉をつく数を増やしていきました。お母さんやおばあちゃんに教えてもらった方が多いのではないでしょうか。

見つけた間違いの数 ／8　　　答えは147ページ

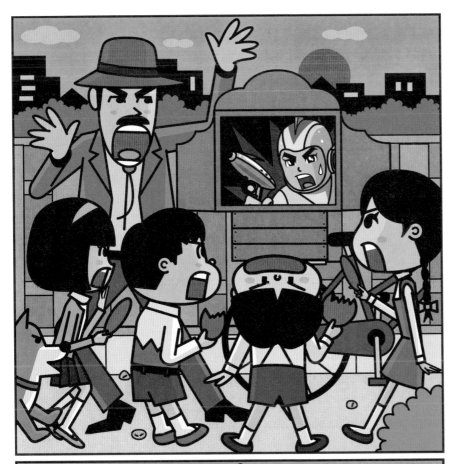

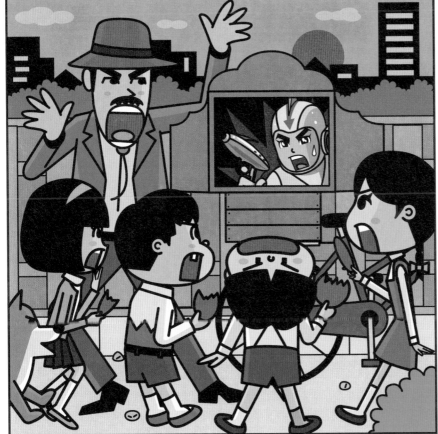

紙芝居はお菓子が鑑賞代！

戦前から飴やせんべいを売って商売する街頭の紙芝居はありました。戦後もいち早く復活し、自転車でやってくる紙芝居は戦前以上に人気を博しました。

昭和20〜30年代

懐かしい思い出

『黄金バット』や『ゴールデンマスク』、『少年タイガー』などの娯楽性の高い作品が人気。お菓子を買うことで紙芝居を見ることができました。

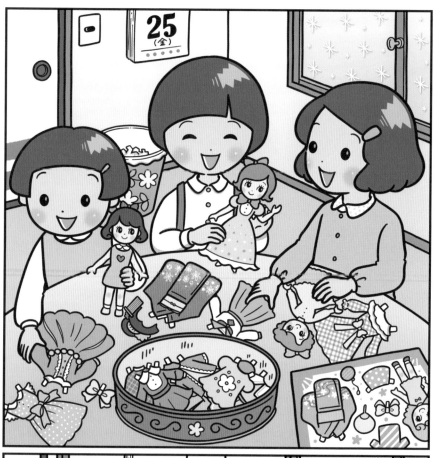

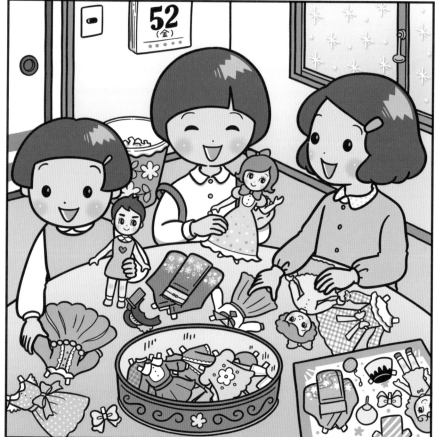

お姫様にもなれた着せ替えごっこ

洋服や着物を着せたり、髪型を変えたりと楽しんだ着せ替え人形。普段自分ではできないおしゃれをさせて、舞踏会ごっこなど、夢の世界を味わいました。

昭和20〜60年代

懐かしい思い出

リカちゃんやバービー人形も人気でしたが、厚紙で作った着せ替えも定番でした。立体の人形に比べ手軽な遊び道具で、みんなで持ち寄っては洋服を交換して楽しむことも。

見つけた間違いの数　／8　　　答えは148ページ

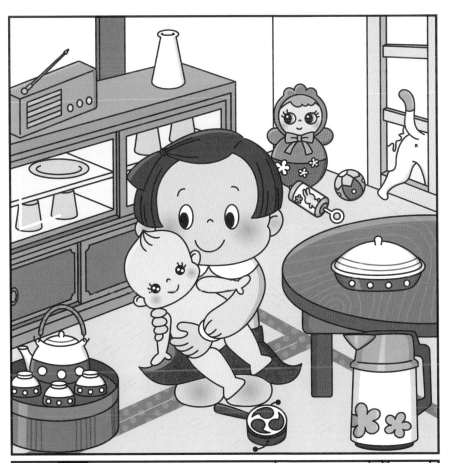

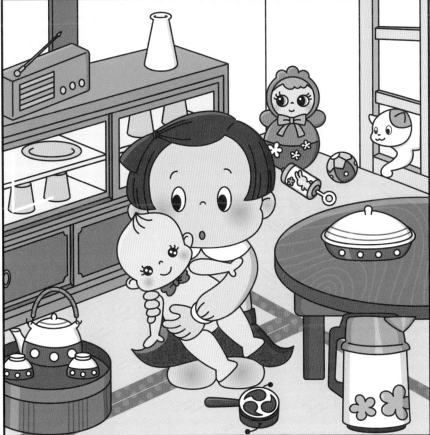

みんなが遊んだセルロイド玩具

大正期から昭和30年くらいまで多く作られたセルロイドの玩具。キューピーや外国風の目がクリッとした、茶色い髪の人形を思い出す人も多いでしょう。

昭和20〜30年代

懐かしい思い出

赤ちゃんをあやす、起き上がりこぼしやガラガラなどがセルロイドで作られていました。目に飛び込むカラフルな色とカランカランと軽やかに鳴る音色が懐かしいですね。

玉が入って爽快！スマートボール

針が打たれた箱の中で玉を飛ばし、点数のついた穴へ入れて遊ぶスマートボール。たくさん出てきた玉を、お菓子などの景品と交換するのが楽しみでした。

昭和20〜30年代

懐かしい思い出

縁日や温泉街で、遊ぶことが多かったのではないでしょうか。たくさん玉を出すためには、玉を弾くレバーを押し込むように打つといいなど、コツがあったようです。

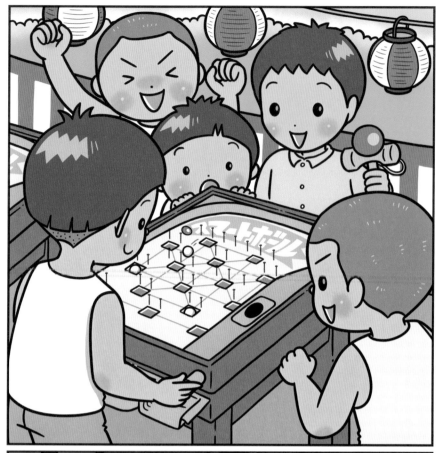

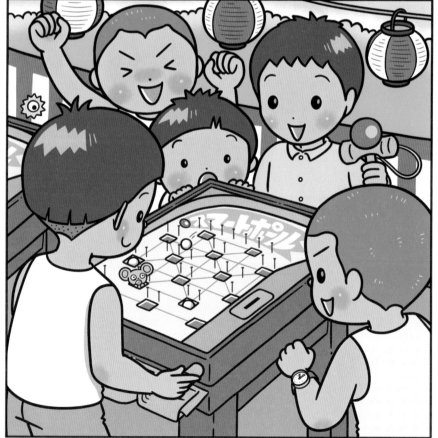

見つけた間違いの数　／8　　　答えは148ページ

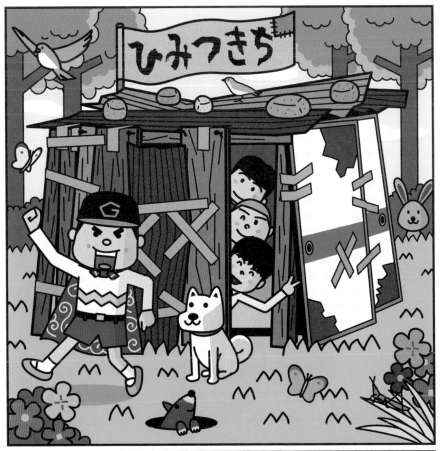

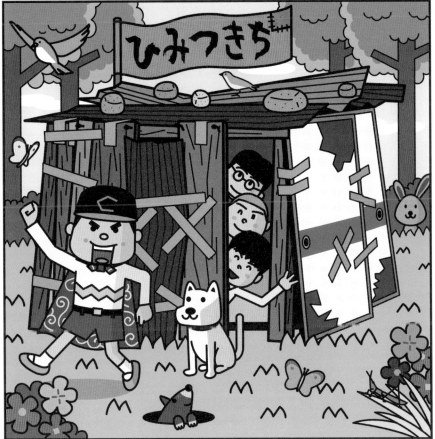

みんな大好き、秘密基地づくり

木の板やゴザなどを集めて空き地や雑木林などに秘密基地を作り、学校から帰ると集まって遊びました。空き地の土管を基地にすることもありました。

昭和20〜50年代

懐かしい思い出

扉を開ける合言葉を作ったり、基地の中でおやつを食べたりして過ごしました。廃材を使った簡単なものでしたが、仲間たちにとってはとても大切で特別な場所でした。

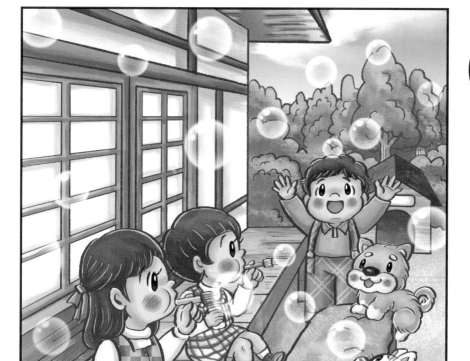

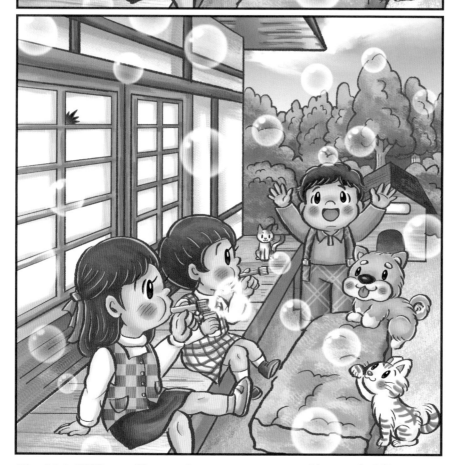

晴れた日はシャボン玉遊び

石鹸や洗濯用の洗剤を薄めてシャボン玉液を作って遊んだシャボン玉。どうすれば玉が大きく作れるか、壊れずに遠くまで飛ぶかを工夫しました。

昭和20〜50年代

懐かしい
思い出

昭和30年頃までは麦わらのストロー、その後はセルロイド製のストローがシャボン玉遊びで使われました。シャボン玉の液は駄菓子屋や縁日の屋台でも売られていました。

見つけた間違いの数　／8　　　答えは148ページ

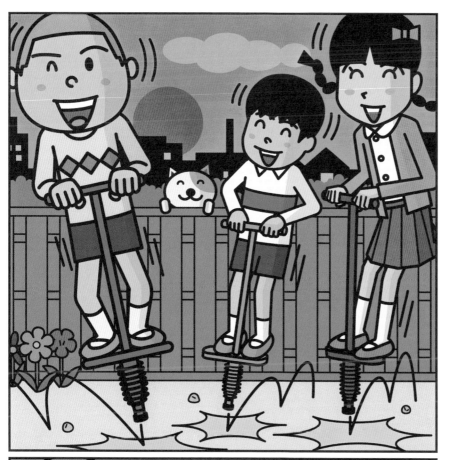

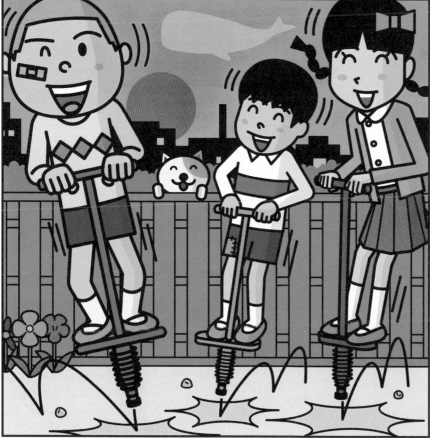

ずっと跳ねていたホッピング

昭和32年頃に最初のブームを迎えたホッピング。大阪から全国へと人気が一気に広がりました。昭和55年頃には、2回目のブームがありました。

昭和30年代、50年代

懐かしい思い出

路地裏や空き地など、至るところで子どもたちがジャンプしていました。「やりすぎると胃下垂になる」などの根拠のない噂が流れ、ブームは去っていきました。

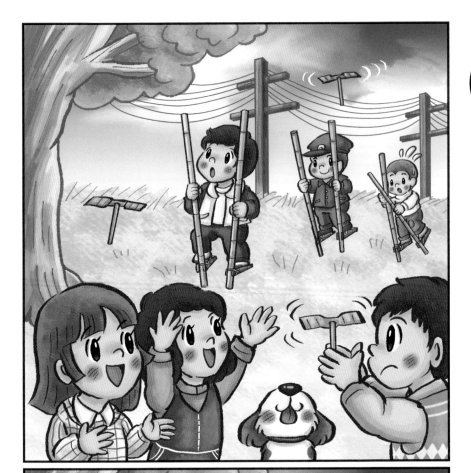

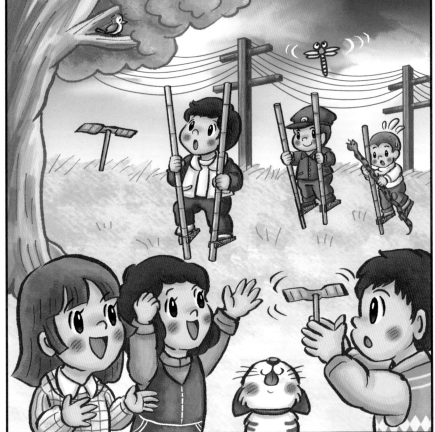

手作りした竹とんぼや竹馬

遊び道具が少なかった頃は、自分たちで手作りおもちゃを作りました。加工しやすい竹を使ったものは多く、竹とんぼや竹馬はその定番でした。

昭和20〜30年代

懐かしい思い出

竹とんぼ作りに、折りたたみ式の肥後守（ひごのかみ）という刃物を使った方もいたのでは。竹馬はうまく乗れるようになると、乗る位置を高くしたり、片足で乗ったりしましたね。

見つけた間違いの数　／8　　答えは149ページ

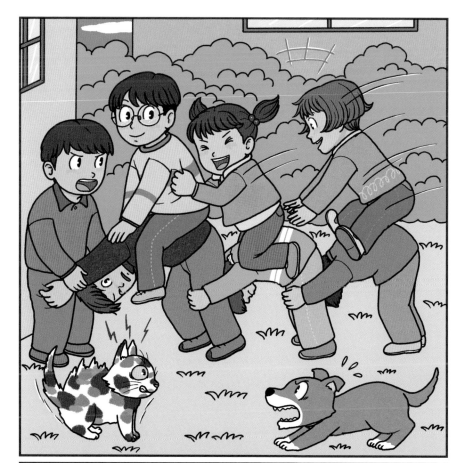

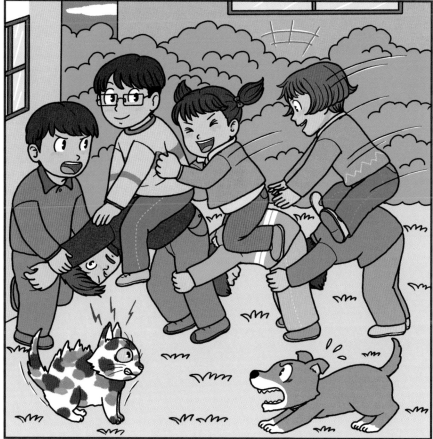

危険だけどみんな大好き長馬

乗り手（攻撃側）と馬（守備側）になって遊ぶ長馬は、元気のいい遊び。男の子に人気があり、学校で休み時間になるとみんなで集まって盛り上がりました。

昭和20〜40年代

懐かしい思い出

馬を潰すために、乗り手は勢いをつけて思いきり飛び乗ります。そのため、ケガをする子も中にはいました。乗り手は馬に振り落とされると負け。馬も乗り手も必死でした。

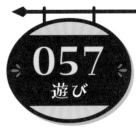

夏のお決まり川遊び

夏休みになると、近所の川に子どもたちだけで泳ぎに出かけました。高い岩の上から川に飛び込んだり、泳いだりして暑い夏を涼しく過ごしたものです。

昭和20〜30年代

懐かしい思い出

川遊びでは、石を投げて水切りをするのも楽しみのひとつでした。河原で平らな石を探して水面に滑らせるように投げると、石が元気に跳ねた光景を思い出す方もいるでしょう。

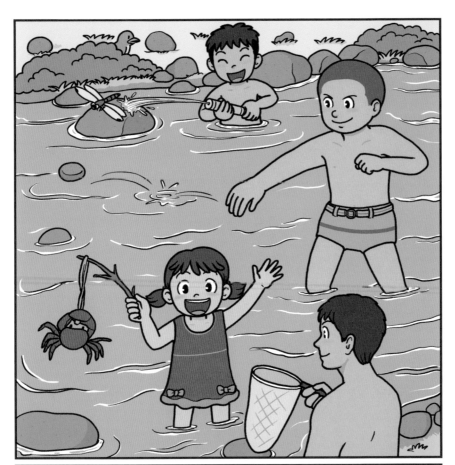

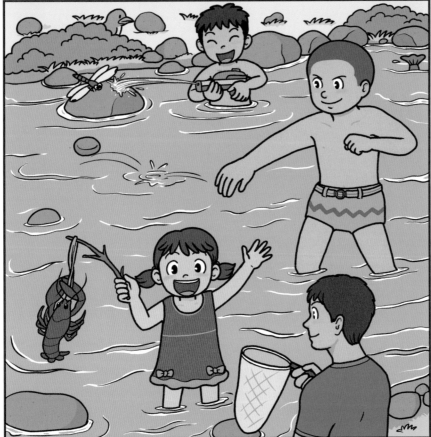

見つけた間違いの数 ／8 答えは149ページ

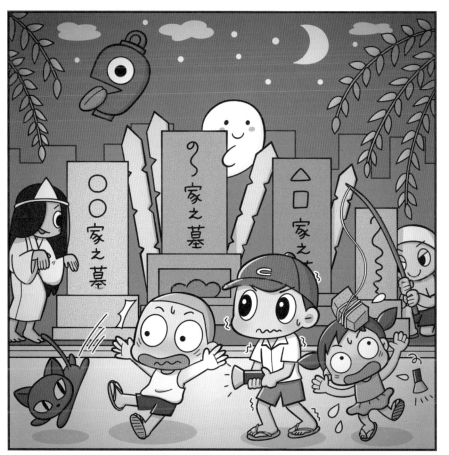

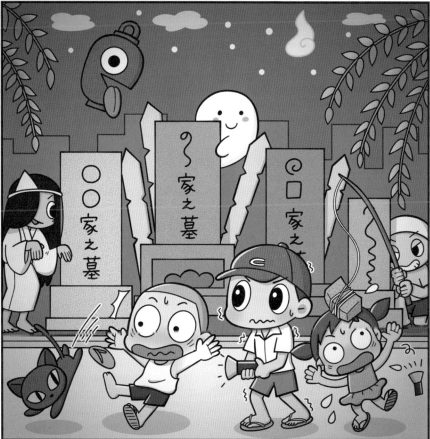

怖くてスリル満点、肝試し

夏休みといえば怪談話や肝試し。夜になると神社やお墓で肝試しをしました。境内の石を持って帰ってくるなど、お題を出され、怖いながらも頑張りました。

昭和20〜50年代

懐かしい
思い出

面倒見のよいガキ大将が、一緒に歩いてくれるなど、周りに助けてもらった記憶もあるのでは。近所の子ども同士や、兄弟そろって肝試しをしたこともあるかもしれません。

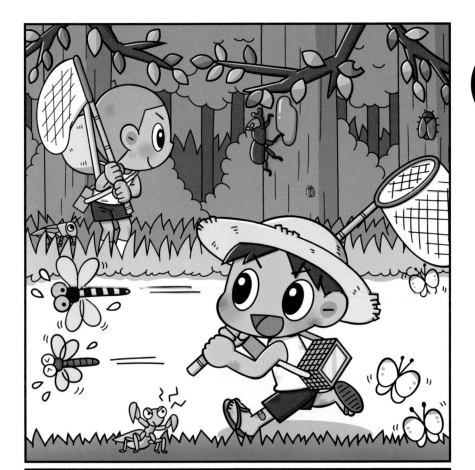

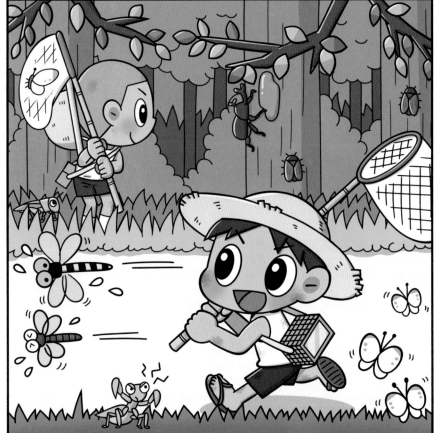

珍しい虫を自慢した昆虫採集

夏休みになると、虫取り網とカゴを持って昆虫採集へ。カブトムシやクワガタは仕掛けを作って捕まえ、友だちに見せては自慢した人もいるでしょう。

昭和30〜60年代

懐かしい 思い出

駄菓子屋などで、昭和50年代くらいまでは昆虫採集キットが売られていました。標本を作れるキットでしたが、安全面の心配から販売されなくなってしまったそう。

見つけた間違いの数 ／8 答えは149ページ

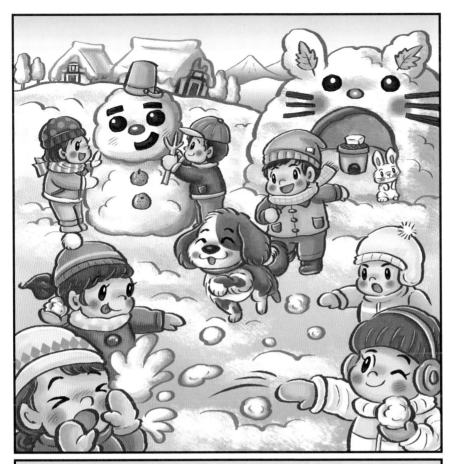

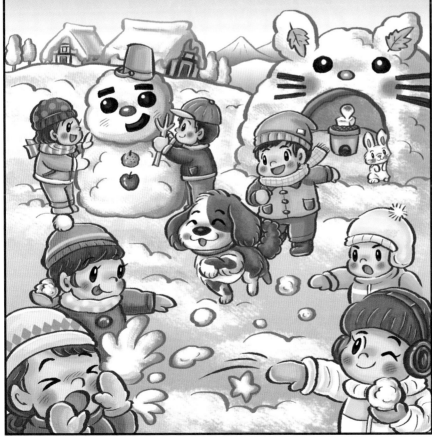

寒さを忘れ、雪合戦とかまくら作り

雪が積もると外に出て、雪合戦やかまくら作りに熱中。寒さを忘れて遊びました。濡れてしまった靴下を学校のストーブで乾かす光景もよく見られました。

昭和20〜60年代

懐かしい
思い出

他にも雪だるまを作ったり、そりすべりをしたりと、雪遊びは冬の楽しみでした。鼻やほっぺを赤くして、日が暮れるまで遊び、手足にしもやけができた方もいたでしょう。

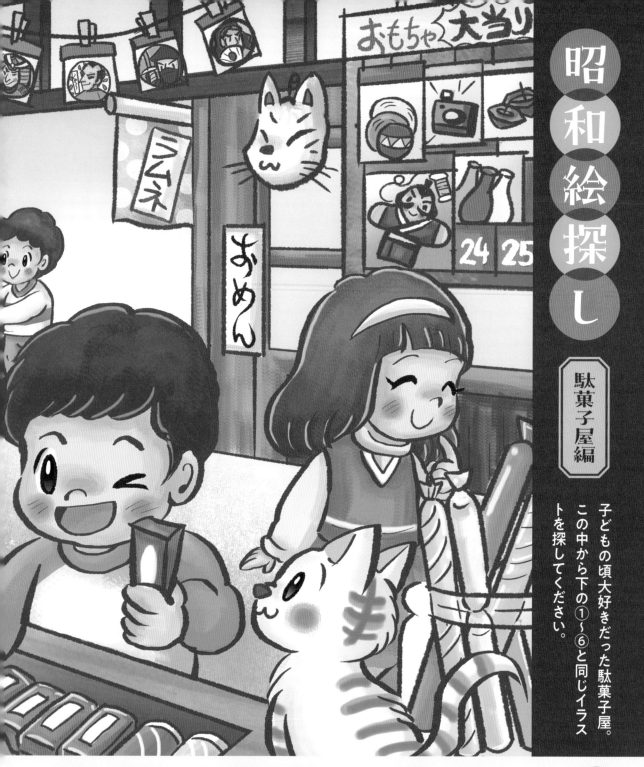

昭和絵探し

駄菓子屋編

子どもの頃大好きだった駄菓子屋。この中から下の①〜⑥と同じイラストを探してください。

探す絵

 3

粉末ジュース

オレンジやソーダ、ココアなど味も様々。粉のまま口に入れて食べてしまうことも。

 2

ラムネ瓶

キンキンに冷やして、グビッと飲むのが至福のラムネ。ビー玉集めも楽しかった。

 1

ソースカツポット

本当のカツのような味がした定番の駄菓子。イカ串やカステラ串もあった。

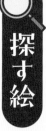

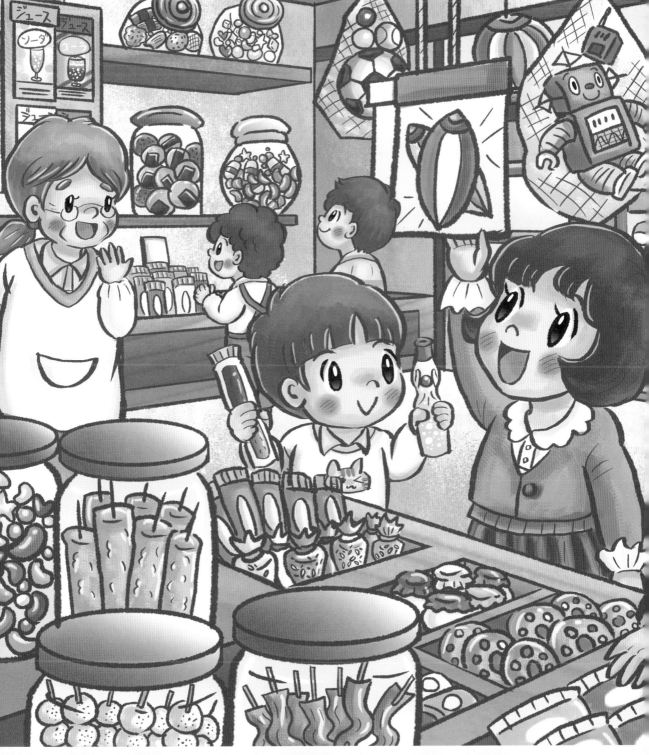

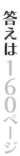

 6

紙風船

駄菓子屋の天井に吊るされていたことも。空気を入れて優しくついて遊んだ。

 5

めんこ（めんち、ぱんす）

遊びの定番、めんこ。武者や怪獣、ヒーローなど、絵柄も様々。

 4

当てくじ

引いたくじと同じ番号の駄菓子や玩具がもらえた。何が当たるかドキドキだった。

答えは160ページ

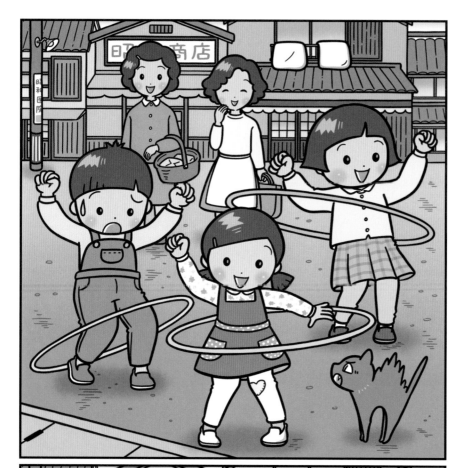

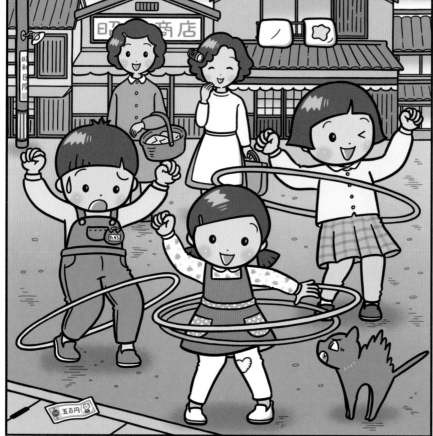

みんなでくるくるフラフープ

昭和33年に大ブームとなったフラフープ。子どもから大人まで、フラフープを回して楽しみました。体に悪いと噂が立ち、人気にかげりが見えたとか。

昭和30年代

懐かしい思い出

子どもたちの間では、買ってもらえない子は友だちに借りて、遊びました。うまく回せずに、練習に飽きてしまう子もいたそう。デパートの屋上で、大会が開かれたことも。

見つけた間違いの数　　／8　　　　答えは 150 ページ

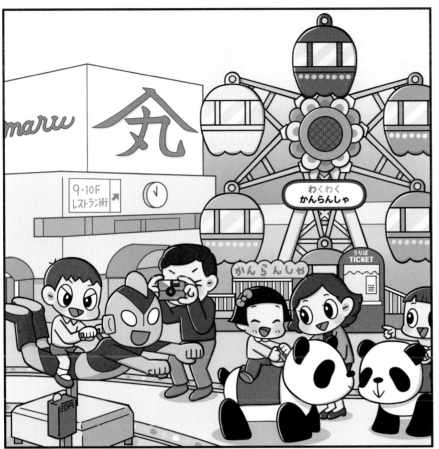

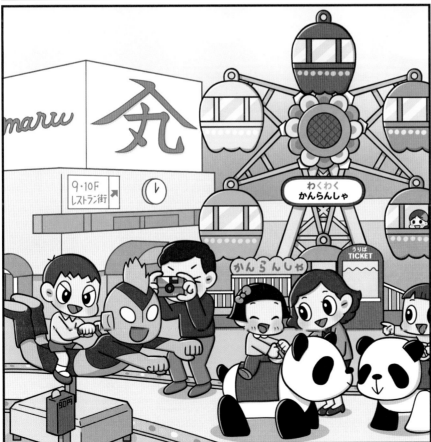

休日は楽しい屋上遊園地へ

昭和30〜50年代の家族の休日の楽しみのひとつが、デパートで過ごすこと。屋上の遊園地は、子どもの人気の遊び場として愛されました。

昭和30〜50年代

懐かしい思い出

大人の買い物だけでなく、子どもはおもちゃ売り場を見たり、お子様ランチを食べたり、屋上の遊園地で遊んだりして満喫しました。屋上で観覧車に乗った方もいるのでは。

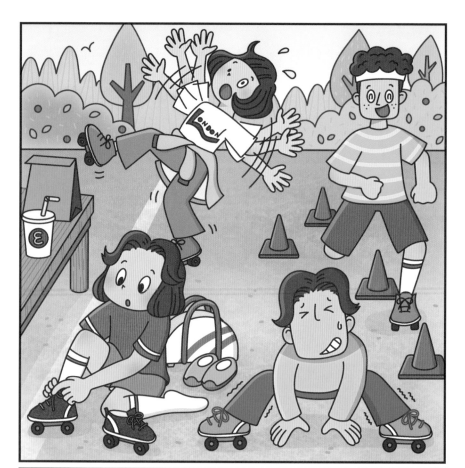

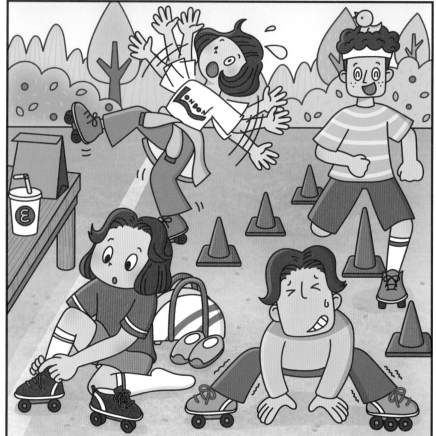

風を切って滑るローラースケート

昭和40年代に、傾斜のついたスケートリンクをチームで滑って得点を競う「ローラーゲーム」がテレビで放送。ローラースケートブームが到来しました。

昭和40年代、60年代

懐かしい思い出

靴の上から装着できる安全なローラースケートが売り出されて人気に。昭和60年代にも、アイドルグループの光GENJIが履いて歌ったことで、人気が再来しました。

見つけた間違いの数　　／8　　　　答えは 150 ページ

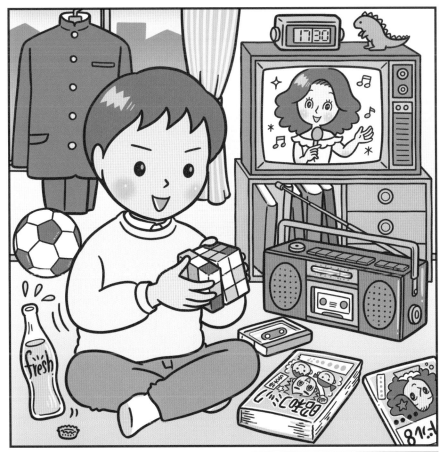

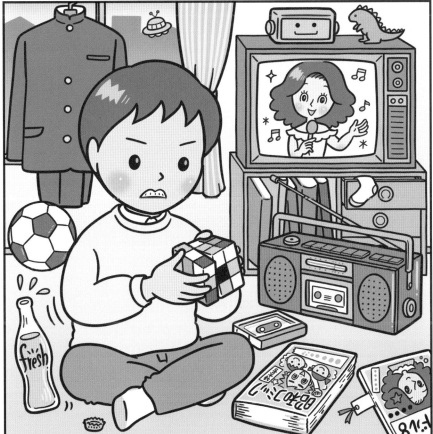

色のついた立方体に悪戦苦闘！

昭和55年に発売されたハンガリー生まれのルービックキューブ。同じ色の面を揃える知的な遊びは、デパートで大会が開かれるほど大人気となりました。

昭和50年代

懐かしい
思い出

どれだけ速く、全面を揃えることができるか、家族や友だち同士でタイムを競い合った思い出がある方もいるのでは。模造品が売られるほどのヒット商品だったというから驚き。

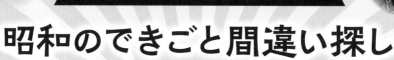

昭和のできごと間違い探し

昭和の印象深いできごとをピックアップしましたが、一箇所ずつ間違いがあります。
間違っている部分に二重線をひき、正しい答えを □ の中に書きましょう。

1 昭和20年代後半から30年代のプロレスの
ヒーローといえばジャイアント馬場。　➡

2 昭和30年代初期。三種の神器、
カラーテレビ、洗濯機、冷蔵庫は
みんなの憧れ。　➡

3 昭和34年、皇太子ご成婚で
世の中にサッチーブームが起こりました。　➡

4 昭和39年10月に
東北新幹線が開通しました。　➡

5 昭和41年6月29日にビートルズが来日。
成田空港に降り立ちました。　➡

6 昭和44年、人類初の月面着陸を果たした
アポロ17号。　➡

7 昭和47年、上野動物園にパンダ、
リンリンとランランがやってきました。　➡

8 昭和57年に日本電信電話公社から
クレジットカードが発売！　➡

答えは 160 ページ

第3章

行事・イベント

娯楽の少なかった昭和の時代。お正月や夏祭り、運動会などの定番行事が、今よりも特別なものとして、盛大に取り上げられることが多く、家族みんなで楽しみました。当時の様子を間違い探しで感じてみてください。

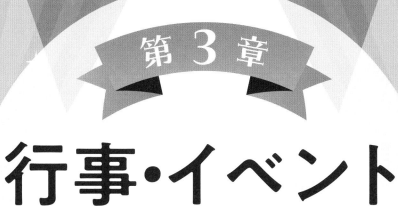

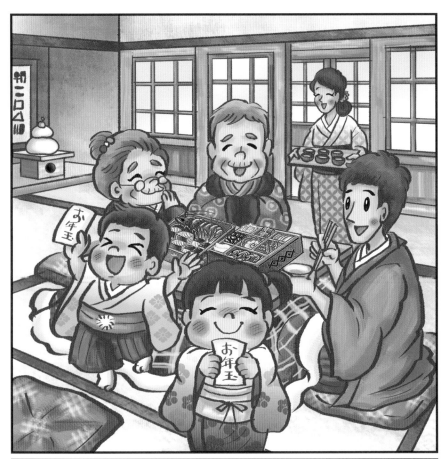

みんなで集まったお正月

家族や親戚が集まって迎えるお正月。福笑いやカルタをしたり、お餅を食べたり、お年玉をもらったりと楽しいことがいっぱいでした。

昭和20〜60年代

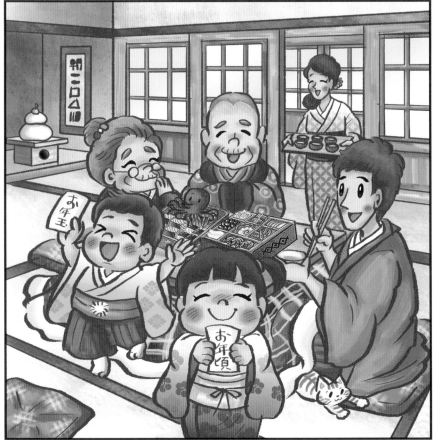

懐かしい思い出

手作りのおせち料理やごちそうが並ぶのもお正月の光景のひとつ。着物や新しい洋服を着て元日を過ごす人がいるなど、昭和も今もお正月はやはり特別な日でした。

見つけた間違いの数　／8　　　答えは150ページ

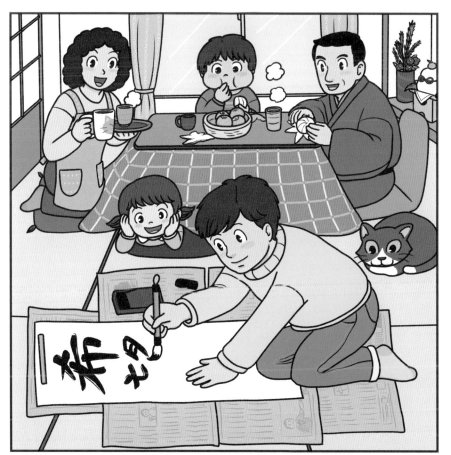

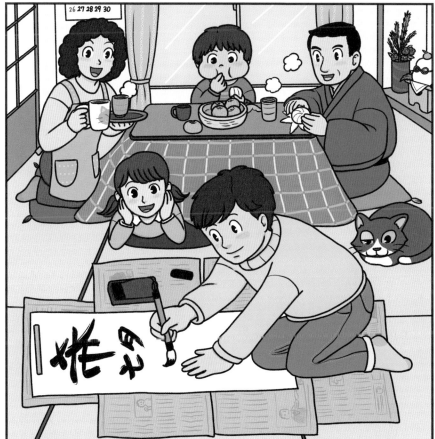

上手に書きたかった書き初め

古くから伝わるお正月の行事のひとつ、書き初め。1年の抱負を書いたり、おめでたい言葉をしたためたりして、目標成就祈願や新年のお祝いをしました。

昭和20〜60年代

懐かしい思い出

墨を磨って精神を集中させ、一筆一筆丁寧に字を書くことで、気持ちも引き締まったのではないでしょうか。学校の冬休みの宿題で、書き初めをした方も多いのでは?

健やかな成長を願うお宮参り

誕生後1か月を迎えた頃に神社にお参りするお宮参り。無事に1か月が経ったことへの感謝と、健やかな成長を願って行う風習は、昔も今も変わりません。

昭和20〜60年代

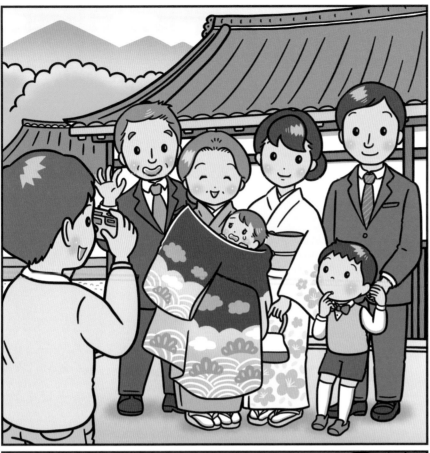

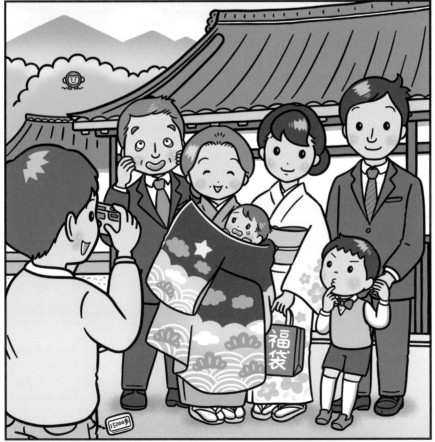

懐かしい思い出

主役の赤ちゃんは、お宮参りに「産着」と呼ばれる晴れ着を羽織ります。家族で伝統的な和装に身を包み、背筋を正して記念写真を撮ったという方もいるはずです。

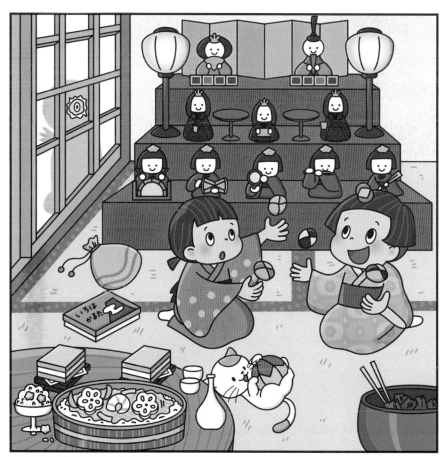

女の子たちのお楽しみ、雛祭り

女の子の健やかな成長を祝う雛祭り。雛人形を飾り、みんなでお祝いをしました。昭和50年代頃をピークに、雛人形の生産量は落ちているようです。

昭和20〜60年代

懐かしい思い出

きれいな着物を着て、ちらし寿司や雛あられなどの色鮮やかな食べ物に囲まれて過ごす1日は、女の子にとって特別。童謡『うれしいひなまつり』を歌った方もいるでしょう。

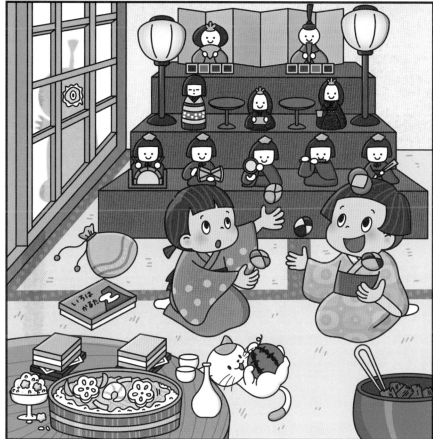

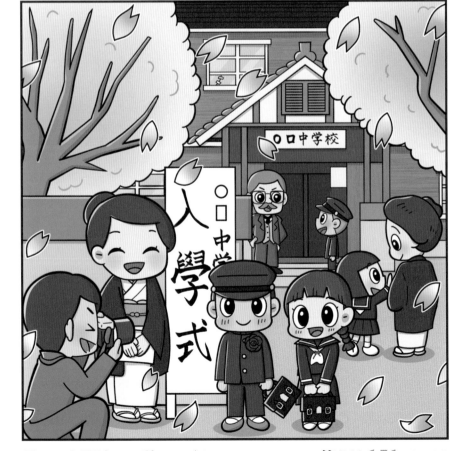

待ちに待った1年生！

新しい制服を着て、かばんを持って出かけた入学式。新しいステージに立つ新入生にとって、人生の区切りとなる大事な1日のひとつです。

昭和20～60年代

懐かしい思い出

新しい友だちはできるかな、先生は怖くないかなと、ドキドキした記憶があるのでは。校門や桜の木の下で、記念撮影をした写真が、もしかしたらお宅にも残っているでしょう。

見つけた間違いの数 ／8　　　答えは 151 ページ

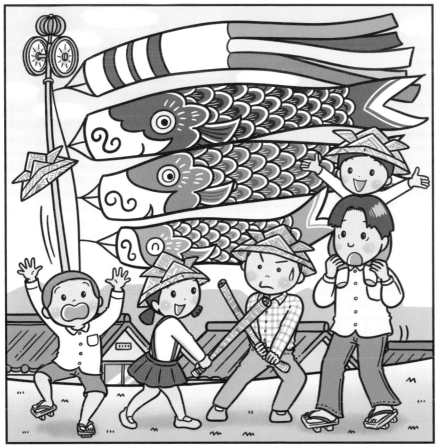

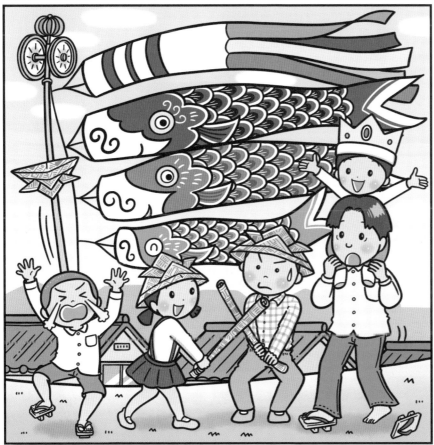

男の子の成長を祝うこどもの日

5月5日のこどもの日（端午の節句）は、男の子にとって特別な日。当時はあちこちで、初夏の風にのって、青空を悠々と泳ぐ鯉のぼりが見られました。

昭和20〜60年代

懐かしい思い出

新聞紙で作った兜をかぶって遊んだ方、飾ってある五月人形にいたずらをして怒られた方もいるはず。柏餅やちまきを食べたり、菖蒲湯に入ったり、と楽しい1日でした。

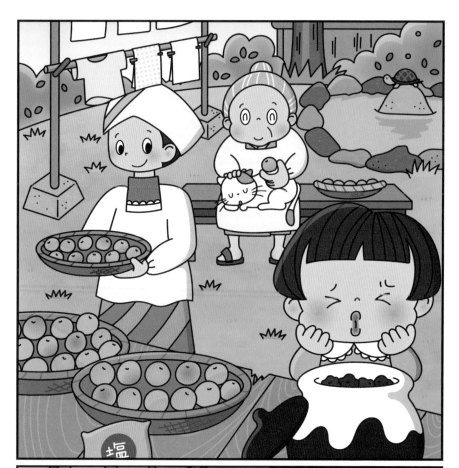

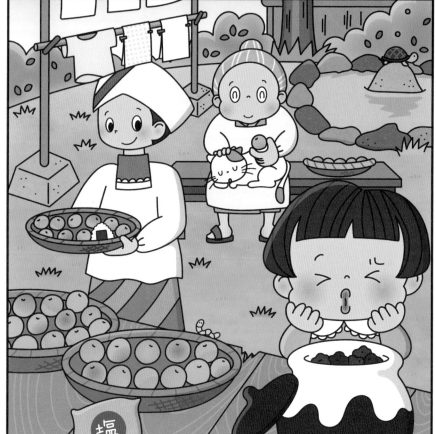

梅雨の頃から行う梅仕事

昭和の頃は、梅がとれる時期になると梅仕事をする家庭がたくさんありました。自家製の梅干しや梅酒、梅シロップなどを作って1年間楽しみました。

昭和20〜60年代

〈 懐かしい
思い出 〉

梅をとったり、梅のへたをとったりする作業を手伝った方もいたでしょう。よく晴れた日に梅の実を干している風景や、できあがった梅干しの味を懐かしく感じますね。

見つけた間違いの数　　／8　　　　答えは 151 ページ

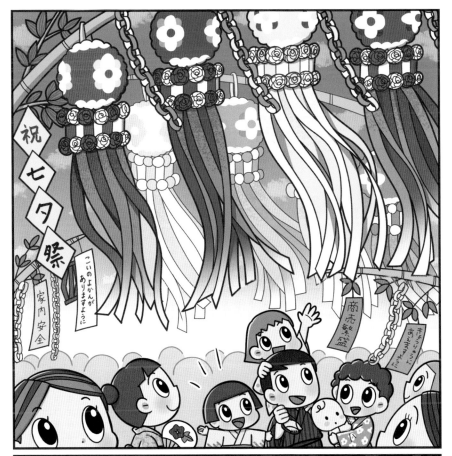

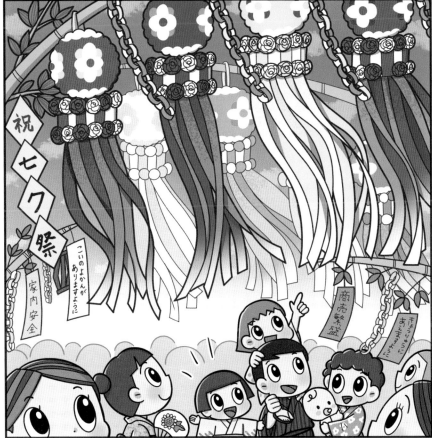

街が賑わった七夕祭り

夏の風物詩のひとつ、七夕祭り。仙台、平塚、一宮の七夕祭りは有名で、大きく華やかな七夕飾りは見もの。家庭でも、七夕飾りを作りました。

昭和20～60年代

懐かしい思い出

笹を用意して、飾りや短冊を作って自宅でも飾っていました。毎年、さまざまなお願いごとをしていたでしょう。てるてる坊主を作って、星空が見えることを願ってもいました。

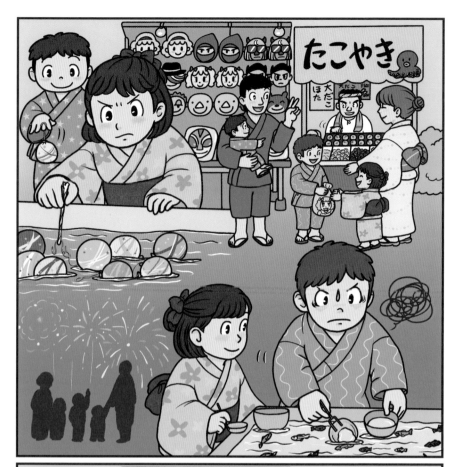

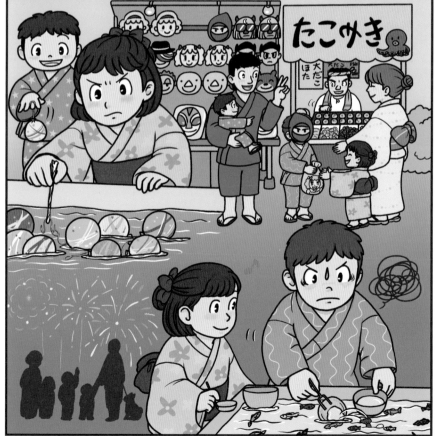

帰りたくなかった夏の縁日

ワクワクした思い出のひとつが縁日。おいしそうな香りが漂う露店や、縁日ならではのゲームを横目に、どれにしようかと歩いているだけで心が躍りました。

昭和20〜60年代

懐かしい思い出

昭和35年頃はピーコックバルーン、昭和40年代は水鳥笛、昭和54年頃からは光るカチューシャが流行。お金がいくらあっても足りなかったのでは。

見つけた間違いの数 ／8 　　　答えは 152 ページ

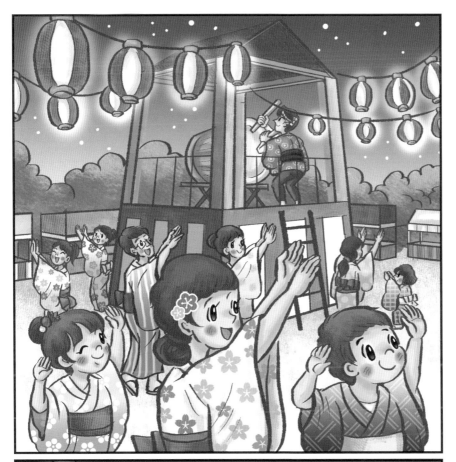

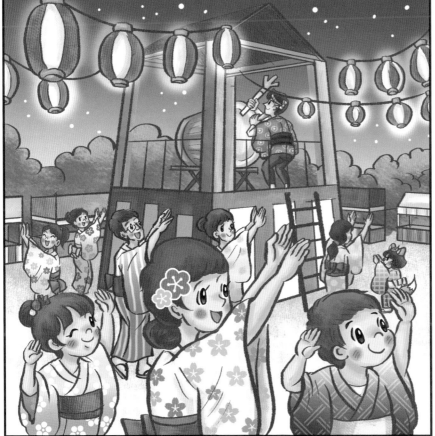

みんなで踊った盆踊り

お盆の時期に踊る盆踊りは、夏休みの楽しみのひとつ。大きな櫓（やぐら）を建てて、その周りを囲むようにして、みんなで音楽に合わせて踊り、夜を楽しみました。

昭和20〜60年代

懐かしい思い出

東京音頭や炭坑節、花笠音頭などが有名な曲。振り付けを覚えて、踊ったことがある方も多いでしょう。昭和40年代にはアニメから盆踊りの音頭が生まれたことも。

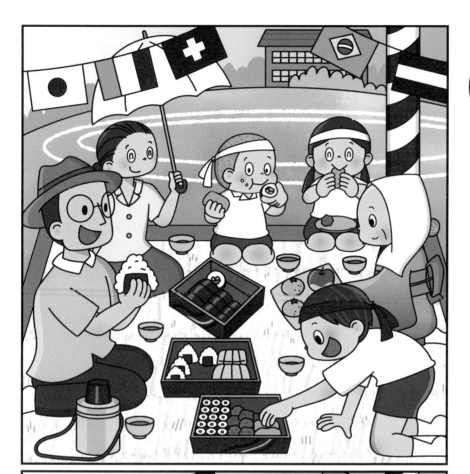

一大行事、秋の運動会！

秋の家族の一大行事といえば学校の運動会。子どもだけでなく、お母さんも張り切って、太巻き寿司やいなり寿司などを、朝からたくさん作りました。

昭和20〜60年代

〈 懐かしい
思い出 〉

昭和30〜40年代頃の小学校の運動会では、運動靴の代わりに運動足袋を履いて参加していました。軽くて、地面を掴むようで走りやすかった記憶がある方もいるのでは。

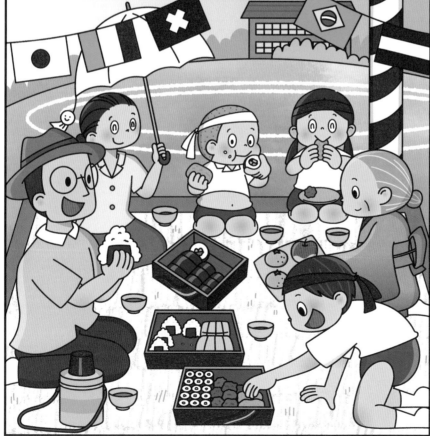

見つけた間違いの数 　／8　　　　答えは 152 ページ

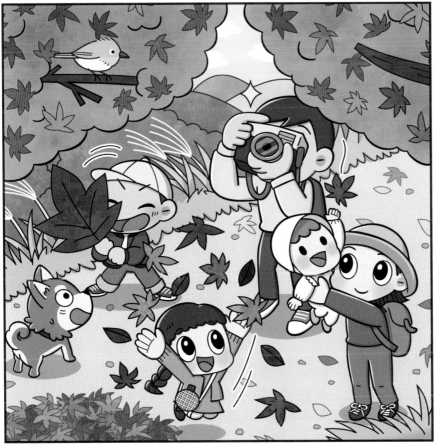

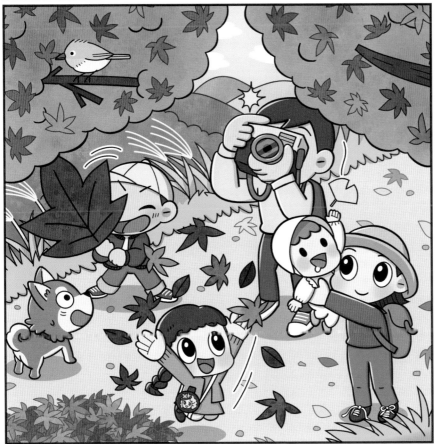

彩りに満ちた絶景！紅葉狩り

秋が深まり、赤や黄色に染まった木々や葉を愛でる紅葉狩り。その景色はなんともロマンチックで、思わず遠出して、散策や写真撮影をしたくなりました。

昭和30〜60年代

懐かしい思い出

落ち葉を踏みしめながら歩く昔は、くしゃりくしゃりと心地よい音。小さな頃に、落ち葉を頭上から降らせたり、顔の形を作って遊んだりした思い出もあるかもしれません。

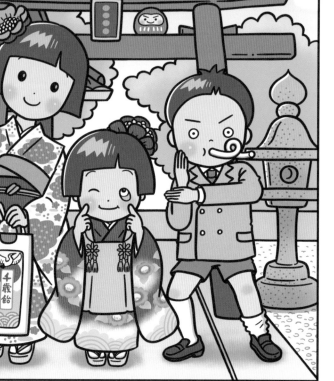

おすまし顔で写真を撮った七五三

子どもが3歳、5歳、7歳になった年の11月15日に氏神様に参拝する七五三。神社・寺などで「七五三詣」を行い、わが子の健やかな成長を祝います。

昭和20〜60年代

懐かしい思い出

昭和30年代頃は、女の子は着物姿、男の子はスーツ姿が定番。街の写真館で記念写真を撮ることも多く、緊張した方もいるのでは。千歳飴をもらってうれしかった記憶も。

見つけた間違いの数　／8　　　答えは152ページ

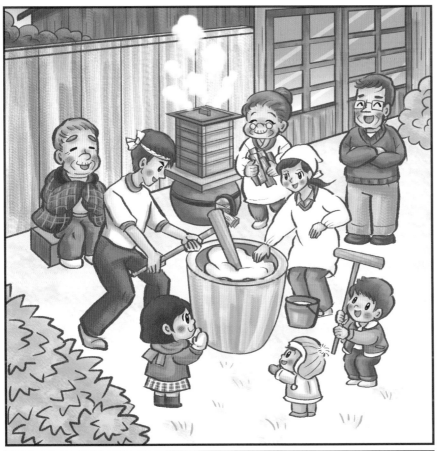

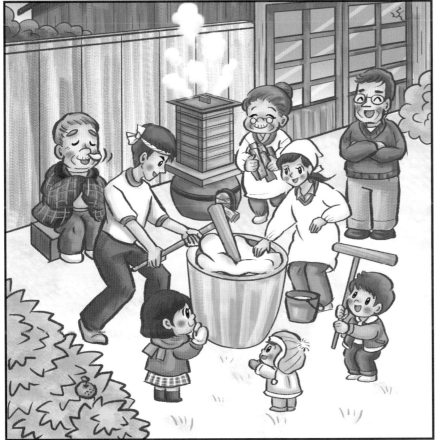

親族総出でお餅つき！

年の瀬になると親族一同が集い、臼と杵で餅つきをしました。作ったお餅はみんなで分け合い、お正月に焼き餅やお雑煮にして食べるのが楽しみでした。

昭和20～40年代

懐かしい思い出

餅をつくのは男性で、返しは女性の仕事。時には子どももお手伝いしました。餅つきの際は、庭の片隅で薪を焚き、大釜に湯を沸かして、もち米を蒸すことも多かったです。

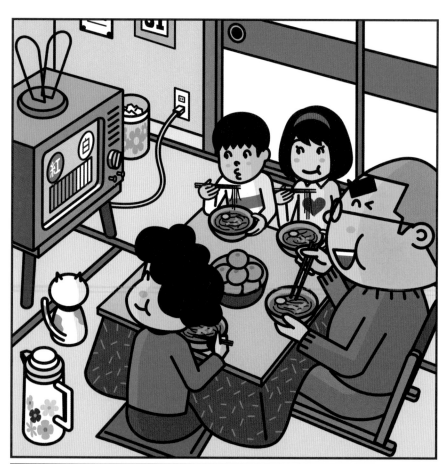

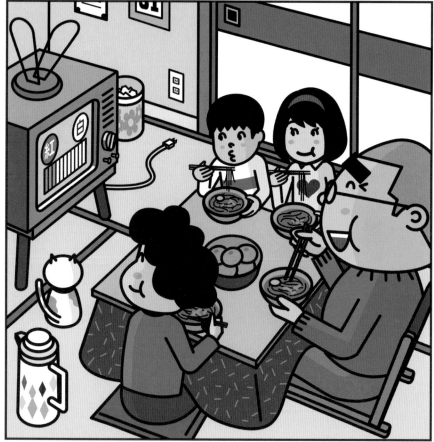

家族で揃って、紅白に熱中！

家族全員が集まる大晦日。こたつに入り、ゆっくり年越しそばを食べながら、NHKの「紅白歌合戦」を見るのが昭和の大晦日の定番の風景でした。

昭和20〜60年代

懐かしい思い出

今では、除夜の鐘が鳴りだす時間まで出前をしていることは少ない蕎麦屋さん。しかし、昭和中期頃までは、深夜まで営業して出前をしていた店も多かったとか。

見つけた間違いの数　　／8　　　　答えは153ページ

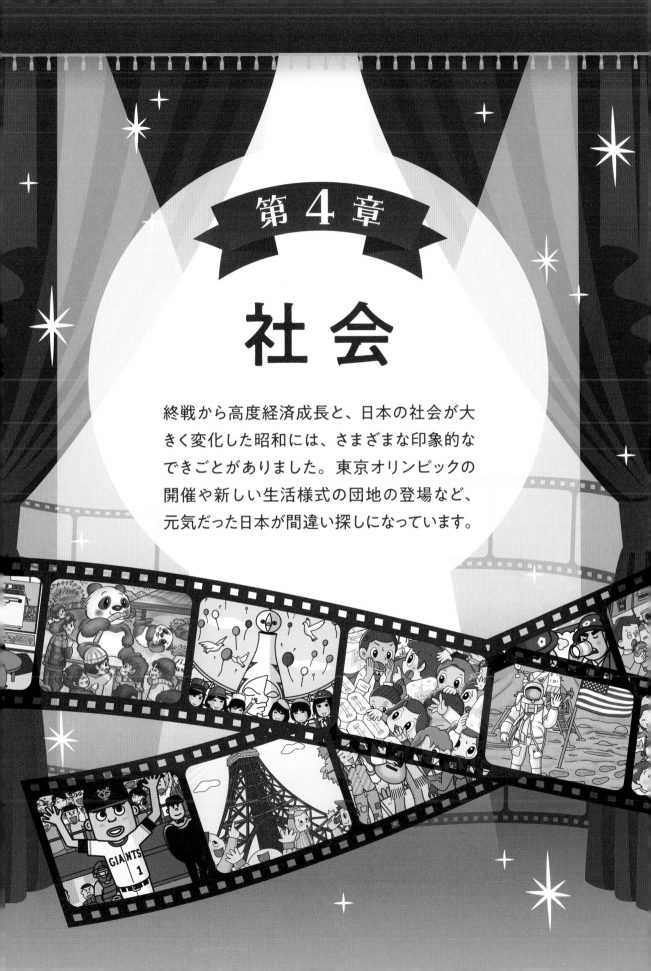

第4章

社 会

終戦から高度経済成長と、日本の社会が大きく変化した昭和には、さまざまな印象的なできごとがありました。東京オリンピックの開催や新しい生活様式の団地の登場など、元気だった日本が間違い探しになっています。

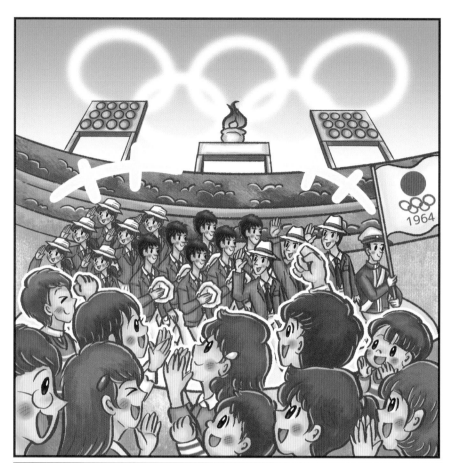

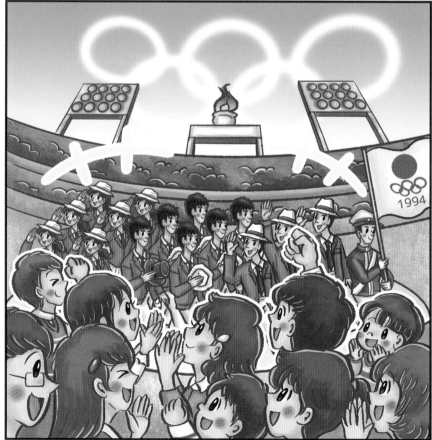

日本中が沸いた東京オリンピック

昭和39年10月10日の抜けるような快晴の中、東京オリンピックが開幕。女子バレーボール「東洋の魔女」の活躍などでメダル29個を獲得しました。

昭和30年代

〈 懐かしい思い出 〉

日本選手の上半身赤、下半身が白の制服が印象的でした。「オリンピック・マーチ」が作られ、セイコーが公式計時を初めて担当したのも、このオリンピックです。

見つけた間違いの数　　／8　　　　答えは153ページ

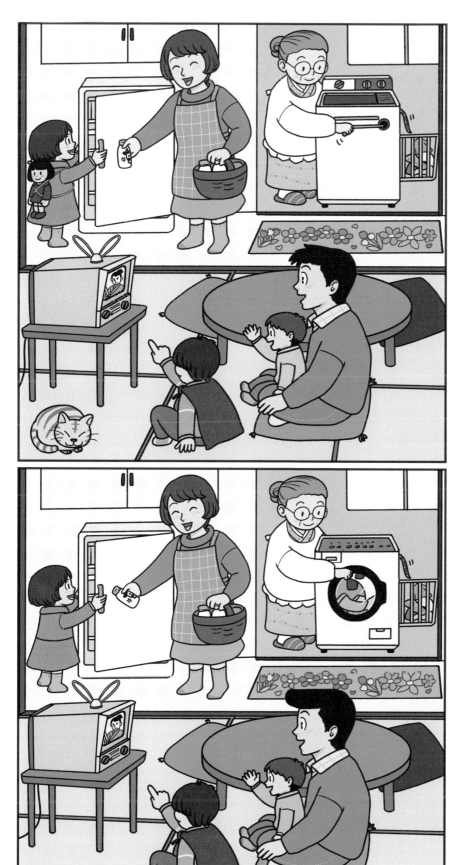

みんなの憧れ「三種の神器」

昭和30年代の初めに一般家庭に普及し始めた白黒テレビ、電気洗濯機、電気冷蔵庫。これらは豊かさや憧れの象徴とされ、「三種の神器」と呼ばれました。

昭和30年代

懐かしい思い出

洗濯板とタライでの洗濯は重労働。そのため一番早く売れ始めたのは電気洗濯機でした。テレビでは、皇太子ご成婚や東京オリンピックの様子を見た方も多いでしょう。

　見つけた間違いの数　　／8　　　答えは **153** ページ

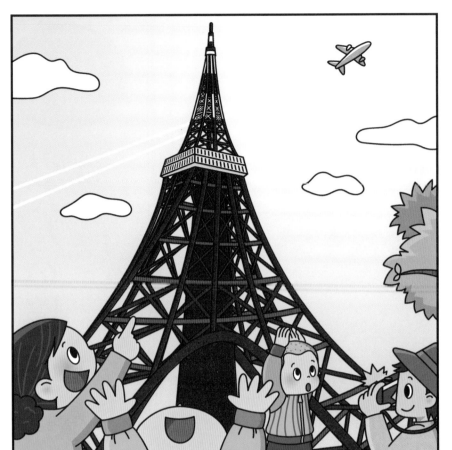

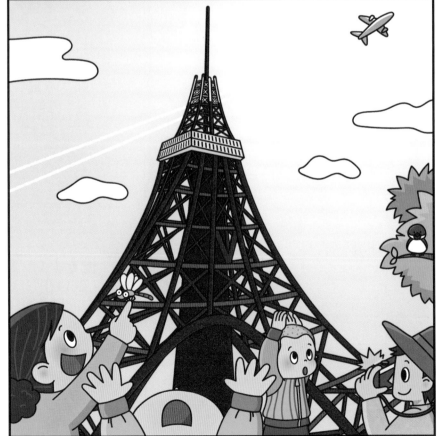

電波塔として作られた東京タワー

テレビやラジオの電波を送信する塔として、昭和33年に完成。高さは333メートル。クレーン車などはなく、ほぼ職人の手作業で組み立てられました。

昭和30年代

懐かしい思い出

修学旅行や遠足で東京タワーを訪れた方も多いのではないでしょうか。ペナントや置物がお土産の定番でした。大人になってからは夜景を見に行った方もいるでしょう。

見つけた間違いの数 ／8   答えは153ページ

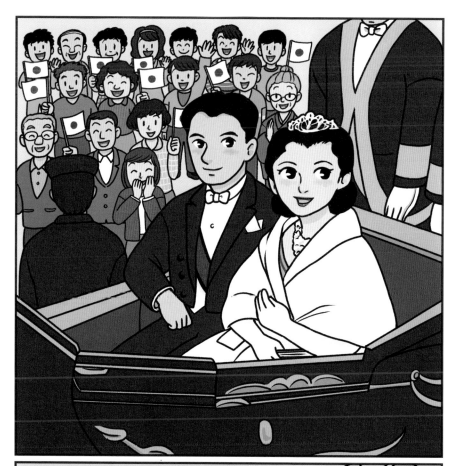

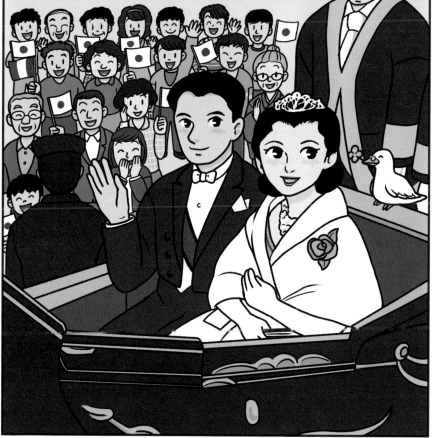

ミッチーブームが起こった皇太子ご成婚

昭和34年、当時の皇太子・明仁親王と正田美智子さんがご成婚。パレードには53万人が足を運び、テレビ中継を見た人は1500万人にも上りました。

昭和30年代

懐かしい思い出

美智子様の名前からミッチーブームが到来。テニスウエア、白いコート、ストール、ヘアバンドが人気に。ヘアバンドはミッチーバンドとも呼ばれました。

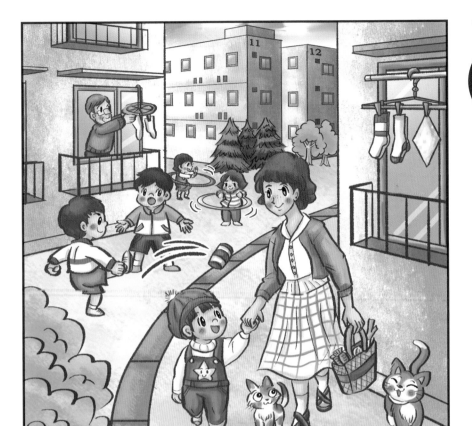

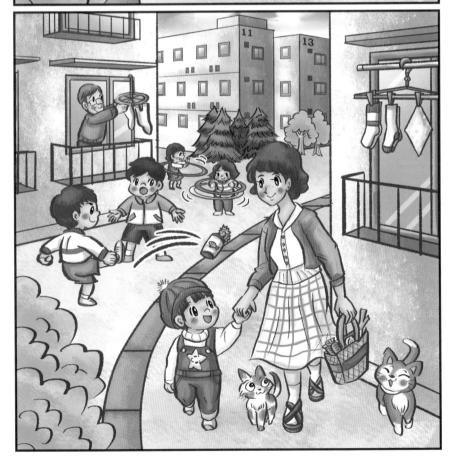

競争率もすづかった団地暮らし

昭和30〜40年代には団地がたくさん建てられました。ダイニングキッチンや水洗トイレなどの最新の設備に多くの人が憧れたものです。

昭和30〜40年代

懐かしい思い出

団地には20〜40代の子育て世代が多く、敷地内の公園に子どもが集って遊ぶ姿も。入居倍率100倍超えの場合もあったとか。団地以外のニュータウン開発も進みました。

見つけた間違いの数　／8　　　答えは153ページ

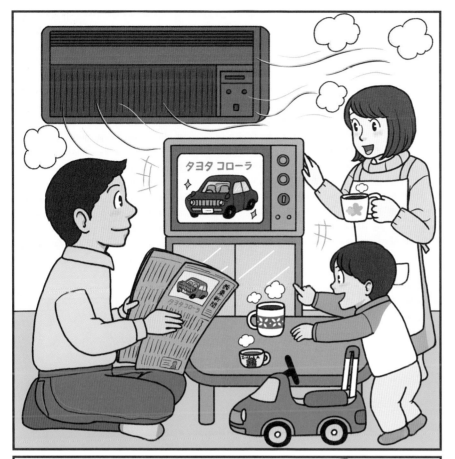

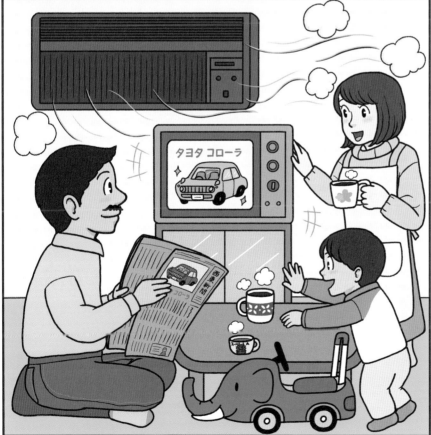

庶民の新たな憧れ「新三種の神器」

高度経済成長期の昭和30年代の後半以降になると、「3C」と言われるカラーテレビ、クーラー、カー（自家用車）が登場。「新三種の神器」と呼ばれました。

昭和30〜40年代

懐かしい思い出

東京オリンピックをきっかりに、いち早く普及したのがカラーテレビ。「てんとう虫」のあだ名で親しまれたスバル360は、大衆車として人気を博しました。

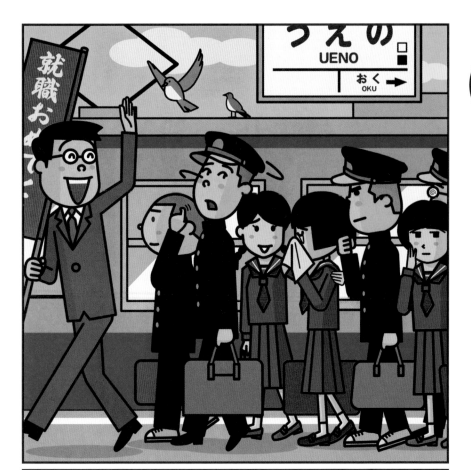

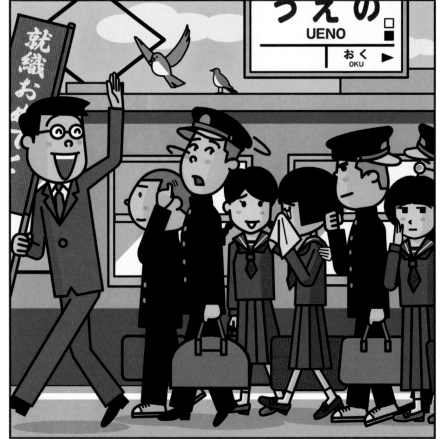

「金の卵」といわれた集団就職

高度経済成長を支えるため、農村などの中学を卒業した若者が主要都市の工場や商店へ就職。労働力不足の当時、「金の卵」としてもてはやされました。

昭和20〜50年代

懐かしい思い出

集団就職列車は昭和29年から運行が始まり、昭和50年に終了しました。井沢八郎さんが歌った「あゝ上野駅」を聴くと、当時のことを思い出す方も多いことでしょう。

見つけた間違いの数　　／8　　　　答えは154ページ

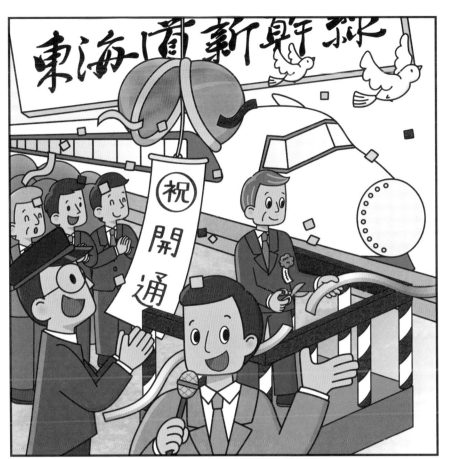

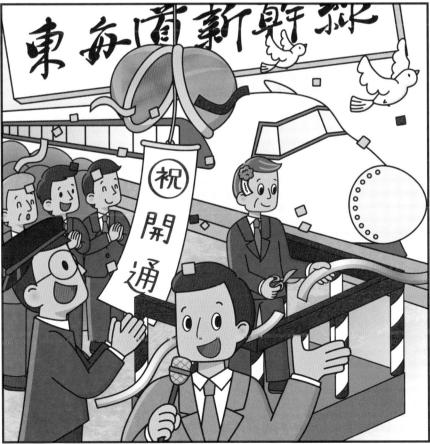

夢の超特急、東海道新幹線開通

昭和39年10月1日の東京駅。東海道新幹線の開業一番列車「ひかり号」が出発式の後、朝霧をぬけ新大阪へ向かいました。日本の復興を象徴する1日です。

昭和30年代

懐かしい思い出

開業時には約4時間、翌年には3時間10分で東京と新大阪の間を走行。ビュッフェ車両が設けられ、流れゆく景色を見ながら軽食がとれると人気に。

超満員電車での通勤

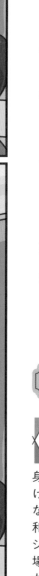

昭和30～40年代、東京圏での通勤電車の乗車率は300％超え。駅のホームでは学生アルバイトの客扱い整理員（押し屋）がいて、乗客を中へと押し込みました。

昭和30～60年代

懐かしい思い出

身動きがとれないだけでなく、靴が脱げるなどのトラブルも。昭和48年には国鉄でシルバーシートが登場。また売店の名称がKIOSK（キヨスク）になったのも同年でした。

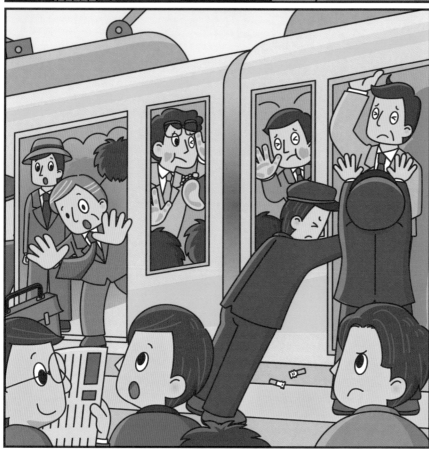

見つけた間違いの数 ／8　　　答えは154ページ

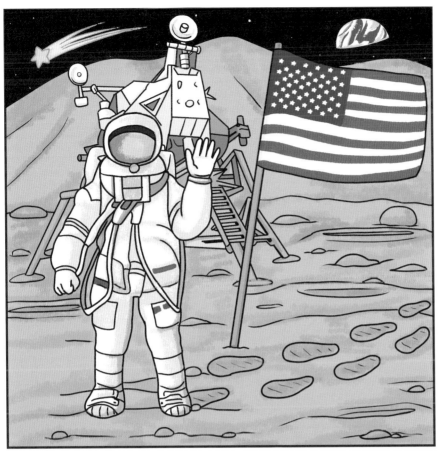

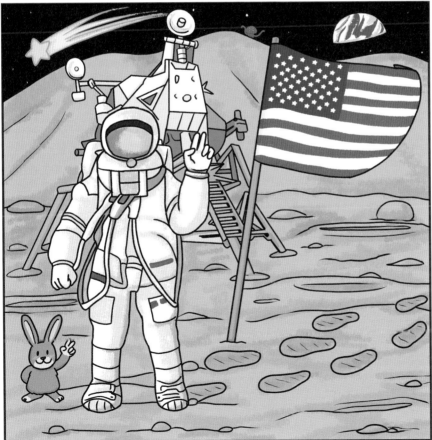

月面着陸で日本も宇宙ブームに

昭和44年7月20日、アメリカ合衆国のアポロ11号が初めて人を乗せて月面着陸に成功。その様子は、テレビで全世界に生中継され注目を集めました。

昭和40年代

懐かしい思い出

これをきっかけに日本でも宇宙ブームに。4か月後、アポロ11号の宇宙飛行士であるコリンズ、アームストロング、オルドリンの3氏が来日。銀座でパレードを開催しました。

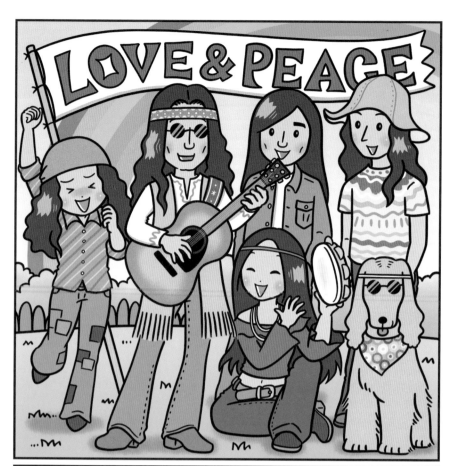

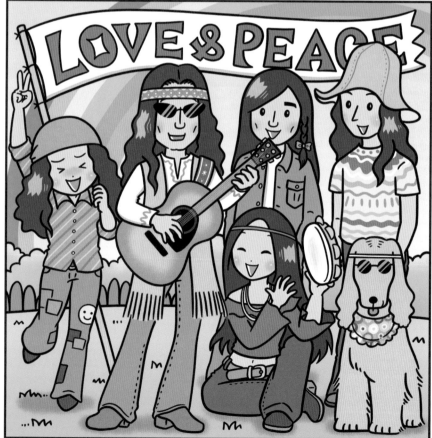

ヒッピーやフーテンが日本でも登場

昭和40年ごろに世界でブームとなったヒッピー文化。日本では昭和42年ごろにヒッピーが登場。新宿付近では、フーテンと呼ばれる人も現れました。

昭和40年代

懐かしい思い出

現代文明を批判して放浪生活などをしていたヒッピー。長髪や裾が大きく広がったベルボトムのデニムをはくなど、既成概念にとらわれないファッションを身にまといました。

見つけた間違いの数　　／8　　　答えは154ページ

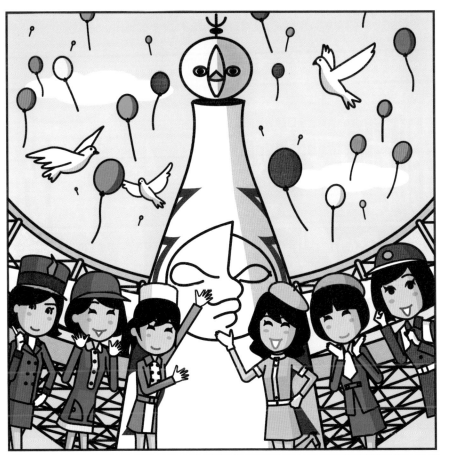

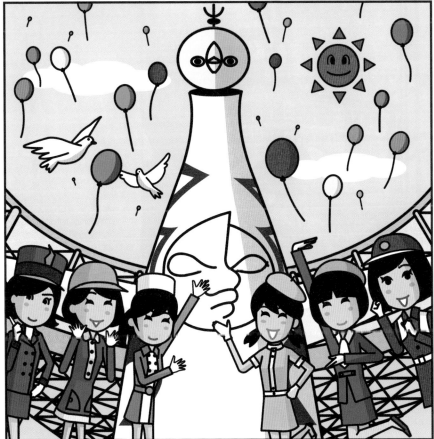

高度経済成長の象徴、大阪万博

昭和45年3月14日に大阪府の吹田市で日本万国博覧会が開幕。「人類の進歩と調和」をテーマに、国内外のパビリオンがさまざまな展示を行いました。

昭和40年代

〈 懐かしい思い出 〉

アメリカ館では、アポロ12号が持ち帰った月の石が展示されて話題に。入場料は大人が800円、青年600円、子ども400円。1日の平均入場者数は35万人でした。

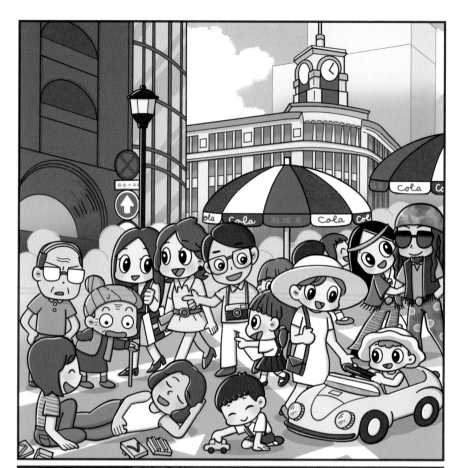

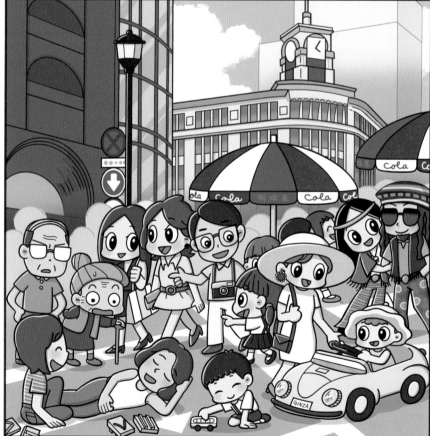

休日は歩行者天国へおでかけ！

昭和45年頃から日曜日になると、東京の銀座や新宿などで車両が通行できない歩行者天国を実施。若者や家族連れで賑わいました。

昭和40〜60年代

〈 懐かしい思い出 〉

略して「ホコテン」と呼ばれることも。派手な衣装に身をつつみ、ディスコサウンドに合わせて踊る竹の子族も誕生。若者文化の発展に一役買い、社会現象にもなりました。

見つけた間違いの数　　／8　　　答えは155ページ

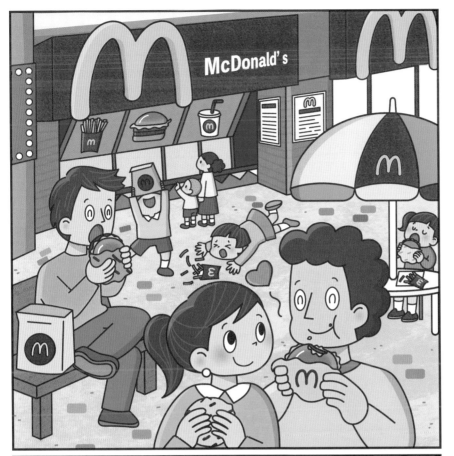

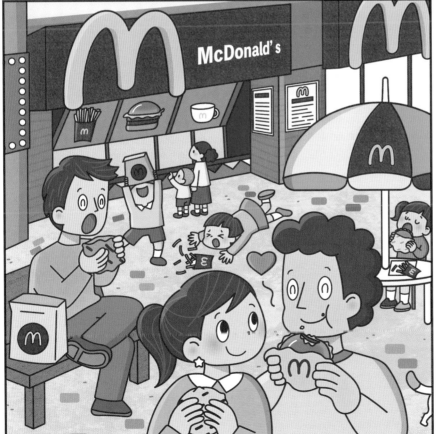

銀座でマクドナルド1号店が開店！

昭和46年に東京・銀座にマクドナルド1号店がオープン。ハンバーガは、1つ80円。1日の店舗総売り上げは、なんと100万円に達したそうです。

昭和40年代

懐かしい思い出

ハンバーガーをきっかけにファーストフードという言葉が使われ、立ち食い文化が一般化しました。早くハンバーガーを食べてみたいと思った方もたくさんいたでしょう。

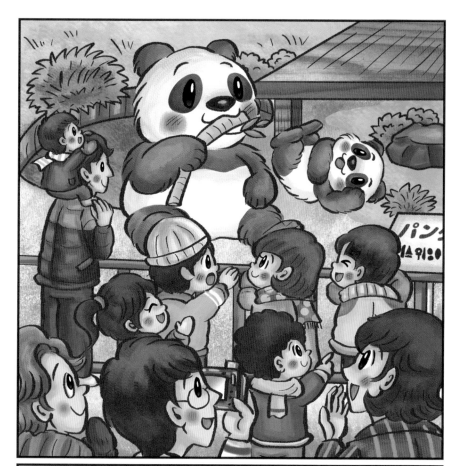

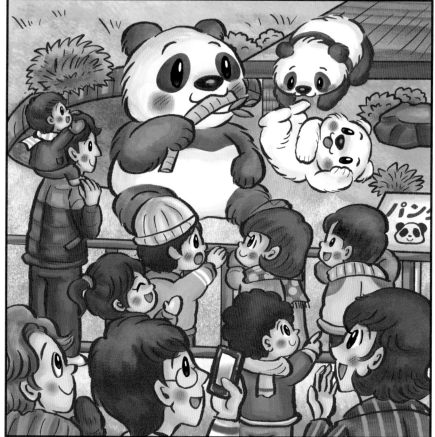

上野動物園のジャイアントパンダ！

昭和47年に日中国交正常化を記念し、中国が東京の上野動物園に初めてパンダを寄贈。「カンカン」「ランラン」2頭の大フィーバーが起こりました。

昭和40年代

〈 懐かしい 思い出 〉

公開初日にはたくさんの人が動物園を訪れ、長蛇の列ができるほど。やっと観覧の順番が回ってきてもわずか30秒ほどしかみられませんでした。パンダの人形も大人気に。

見つけた間違いの数　　／8　　　答えは155ページ

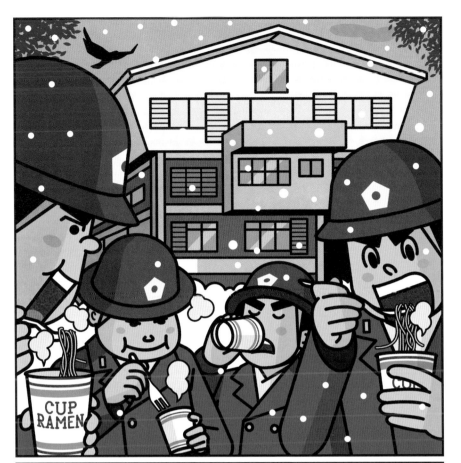

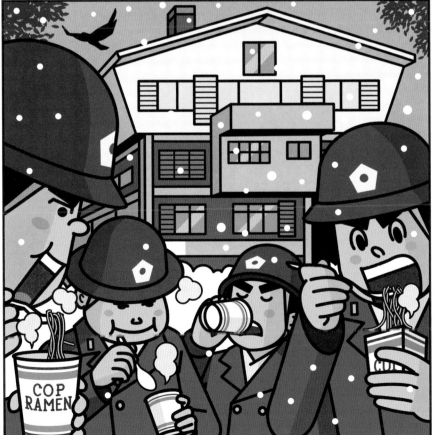

あさま山荘事件とあのカップ麺

昭和47年、あさま山荘事件発生。瞬間最高視聴率89・7％を叩き出したテレビ中継で、機動隊が雪山でおいしそうに食べていたのが、日清食品のカップヌードル。

昭和40年代

〈懐かしい思い出〉

カップヌードルは昭和46年の9月に発売されましたが、当初の売れ行きは鈍かったといいます。しかし、事件を機に人気が爆発。翌年の48年にはカレー味が発売されました。

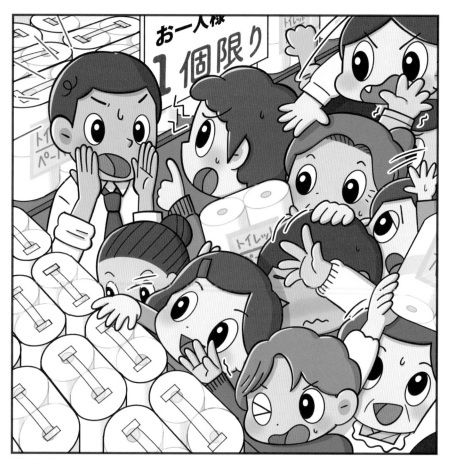

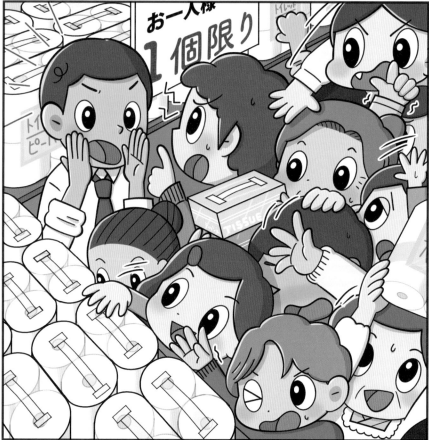

オイルショックで大混乱！

昭和48年10月にオイルショックが起こり、経済が混乱。紙がなくなるという噂が広がり、日本各地でトイレットペーパーの買いだめが起こりました。

昭和40〜50年代

懐かしい思い出

オイルショックのきっかけは第4次中東戦争の勃発。省エネルギー、省資源という言葉が流行し、都会では電力を節減するためにネオンサインが消されました。

見つけた間違いの数　　／8　　　　答えは155ページ

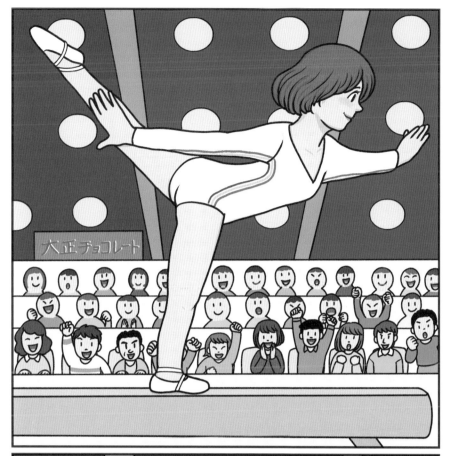

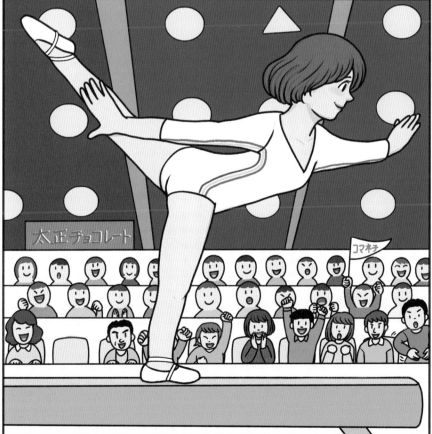

白い妖精、コマネチが人気に

昭和51年のモントリオール、昭和55年のモスクワの2つのオリンピックで活躍した体操選手、ナディア・コマネチ。「白い妖精」と呼ばれ話題になりました。

昭和50年代

懐かしい
思い出

昭和55年にはビートたけしが、「コマネチ」というギャグを生み出して流行。まねをしたり、テレビを見て笑ったりした記憶があるのではないでしょうか。

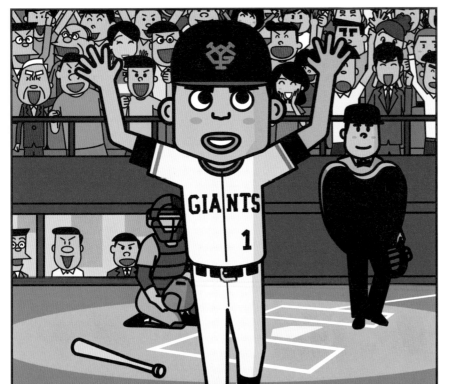

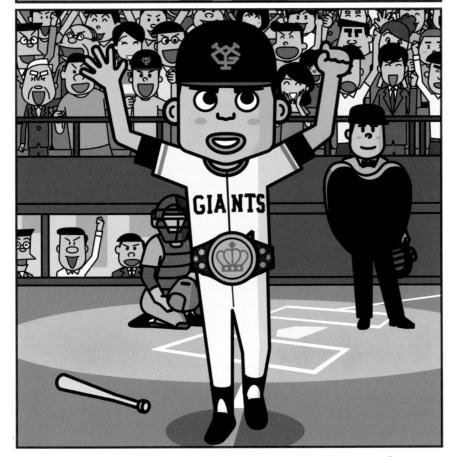

大興奮、ホームラン世界記録！

昭和52年9月3日の後楽園球場で王貞治選手が通算756本のホームランを打ち、世界記録を樹立。引退までに868本のホームランを放ちました。

昭和50年代

＜懐かしい思い出＞

一本足打法を取り入れて、多くのホームランを打てるようになった王選手。"ミスター"こと、長嶋茂雄選手と共に巨人軍のV9を支え、国民栄誉賞の第1号にもなりました。

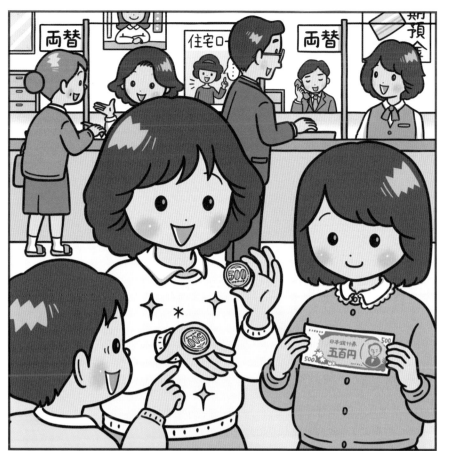

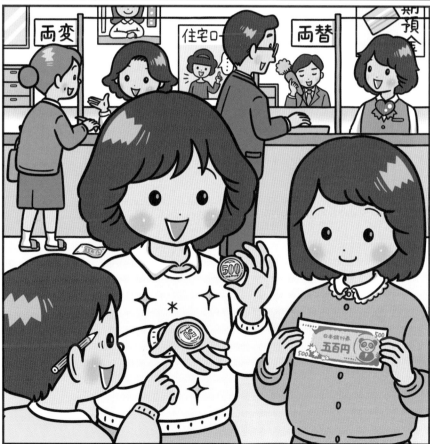

五百円がお札から硬貨に大変身！

昭和57年に五百円紙幣に代わり、硬貨が発行されました。自動販売機がよく使われるようになり、硬貨の方が使い勝手がよかった点も発行の理由です。

昭和50年代

懐かしい思い出

長いこと使われていた、岩倉具視の肖像の紙幣を懐かしく思う方も多いでしょう。硬貨になったことで、使うときに間違えたり、戸惑ったりした方もいたはずです。

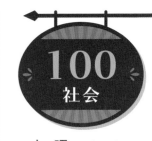

テレホンカードで通話が便利に

昭和57年12月23日に日本電信電話公社から発売されたテレホンカード。小銭なし、カード1枚で長く通話ができる便利なアイテムとして普及しました。

昭和50〜60年代

懐かしい思い出

表面にさまざまなデザインがあったことも特徴。アイドルの写真やイラストなども多様でコレクターが出るほど。ノベルティグッズとしても配られました。

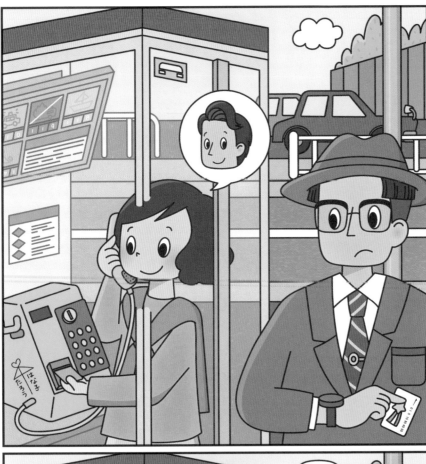

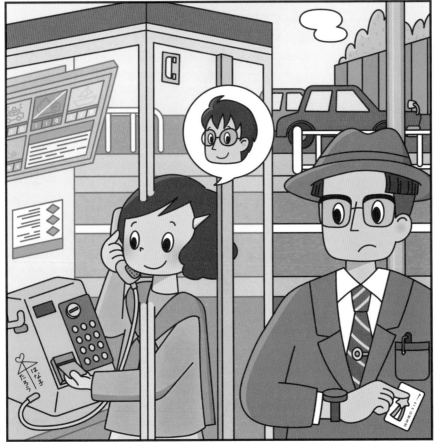

見つけた間違いの数　　／8　　　　　答えは156ページ

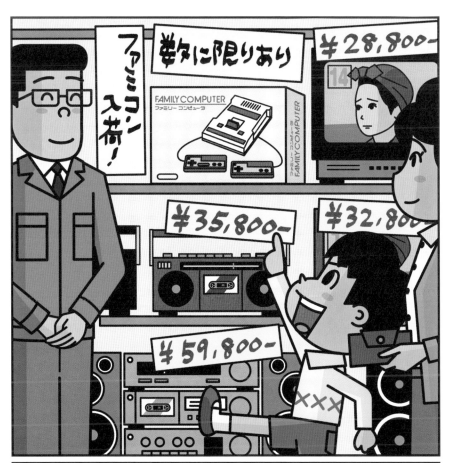

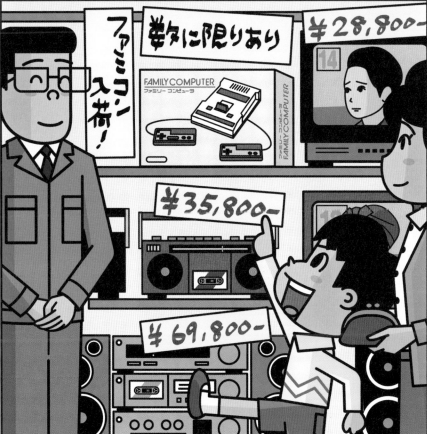

ファミコン※でマリオに夢中！

昭和58年に任天堂から発売された家庭用のゲーム機。当時の発売価格は14800円でした。ファミコン※の登場により、家でゲームをする文化が定着しました。

懐かしい思い出

人気のゲームは昭和60年に発売された「スーパーマリオブラザーズ」。その他にも「ドラゴンクエスト」などもヒットしました。電気店に行列ができることもありました。

※正式名称「ファミリーコンピュータ」

2代目忠犬ハチ公の除幕式！

終戦から丸3年を迎えた昭和23年8月15日。戦争中に、蒸気機関車の部品になった初代ハチ公像に代わり、渋谷駅前にハチ公の銅像が帰ってきました。

昭和20年代

＼懐かしい 思い出／

「復興と平和」の象徴として再建されたハチ公の銅像。昭和の頃から、渋谷での待ち合わせ場所として定番でした。今では一緒に写真を撮るなど、観光名所にもなっています。

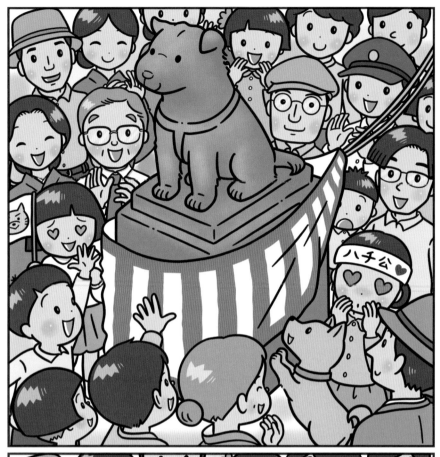

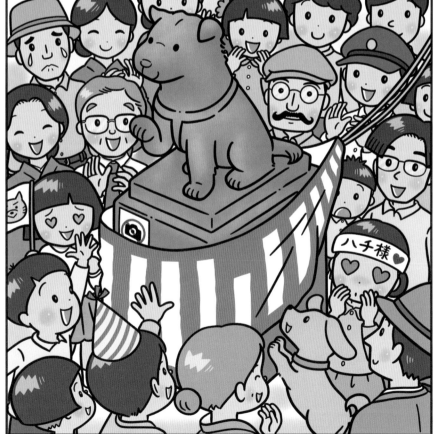

見つけた間違いの数　　／8　　　　答えは156ページ

第5章

流行

流行りに乗って熱中したものはありましたか。白熱のプロレス中継、レコードで聴いたビートルズ、アイビールックでおしゃれをした人もいるでしょう。この章には昭和のあの頃、好きだったものが詰まっているはずです。

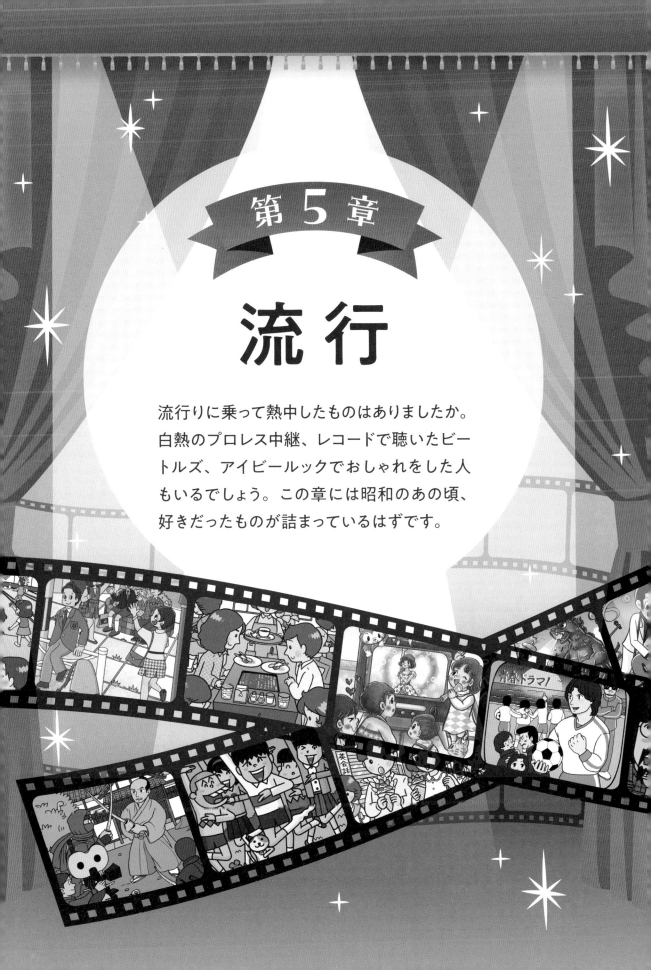

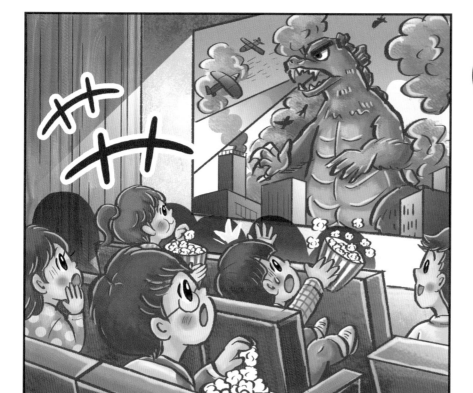

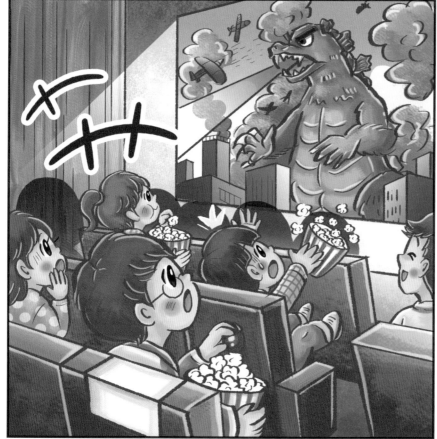

映画館で震えたゴジラ

昭和29年に東宝が制作したゴジラは、日本怪獣映画と戦後の娯楽特撮の元祖的作品。特撮の神様と言われる円谷英二が制作に関わり大人気となりました。

昭和20年代

懐かしい思い出

反戦反核のメッセージ性がある作品。映画館で、巨大なゴジラに怯えたり、映画を見終えてからテーマ曲を口ずさんだりしませんでしたか。

見つけた間違いの数　　／8　　　　答えは157ページ

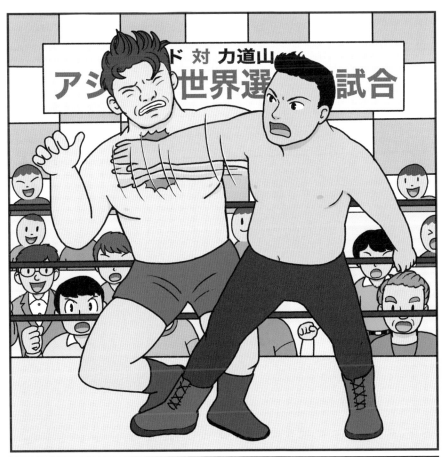

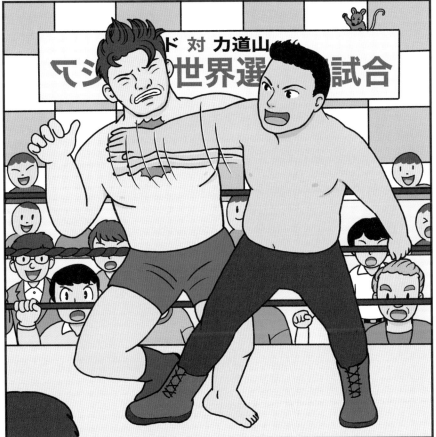

白熱して応援したプロレス中継

街頭テレビから生まれたヒーローが、プロレスラーの力道山。黒いタイツ姿と必殺技の空手チョップで海外レスラーを倒す勇姿に、子どもも大人も大熱狂！

昭和20〜30年代

懐かしい思い出

力道山は相撲力士からプロレスラーに転向後、シャープ兄弟やルー・テーズら世界の名レスラーと対戦。飲食店ではテレビを設置し、試合の前売り券を売って中継を見せました。

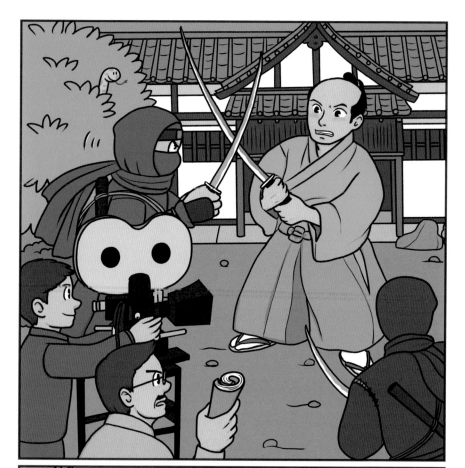

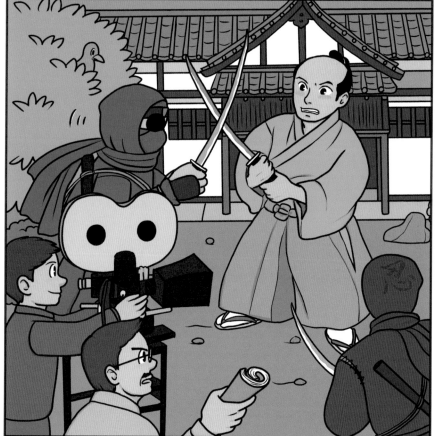

映画館で楽しんだ時代劇

昭和30年代はチャンバラ時代劇映画の黄金時代。東映時代劇は、痛快・明朗な娯楽性から人気があり、中村錦之助は老若男女みんなの憧れでした。

昭和20〜30年代

〈 懐かしい思い出 〉

『遠山の金さん』や『鞍馬天狗』『若さま侍捕物帖』『里見八犬伝』などが人気シリーズでした。「この桜ふぶきが目に入らぬか」などとセリフをまねて遊んだ方もいるでしょう。

見つけた間違いの数 ／8 　　　答えは157ページ

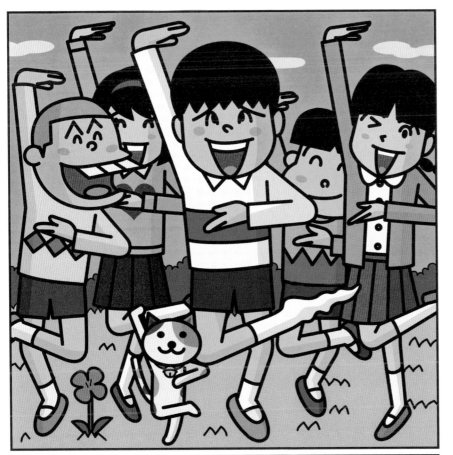

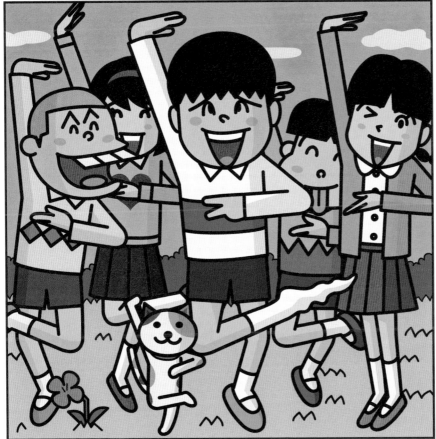

子どもから大人まで「シェー」がブーム！

昭和37年に、赤塚不二夫の「おそ松くん」が少年サンデーで連載開始。すると瞬く間に、キザなイヤミのポーズ「シェー」が大流行りしました。

昭和30〜40年代

懐かしい思い出

六つ子を主人公にしたギャグ漫画は7年に渡る人気連載に。その当時、写真を撮るときのポーズといえば、ピースサインと同様に「シェー」のポーズがお決まりでした。

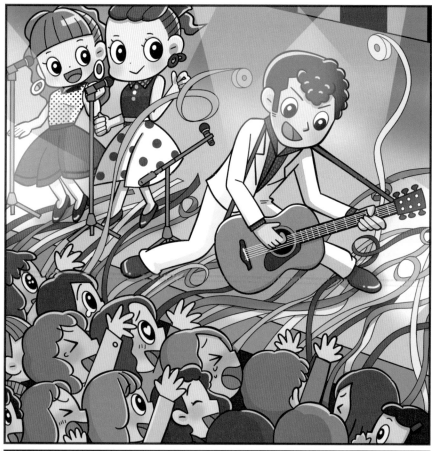

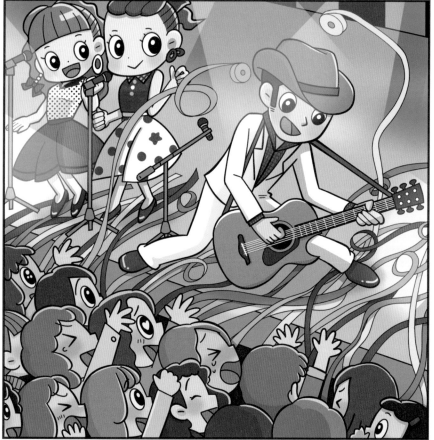

新しい音楽に熱狂！ロカビリー

米軍キャンプやジャズ喫茶などで歌っていた若者がロカビリー歌手に。有楽町にあった日本劇場（日劇）へ出演し、和製ポップスを歌い人気を得ました。

昭和30年代

〈 懐かしい
思い出 〉

ミッキー・カーチス、平尾昌晃、山下敬二郎のロカビリー三人男が大人気に。日劇ウエスタンカーニバルでは大量の紙テープが投げられ、歌手に抱きつく人もいたとか。

見つけた間違いの数　／8　　　答えは157ページ

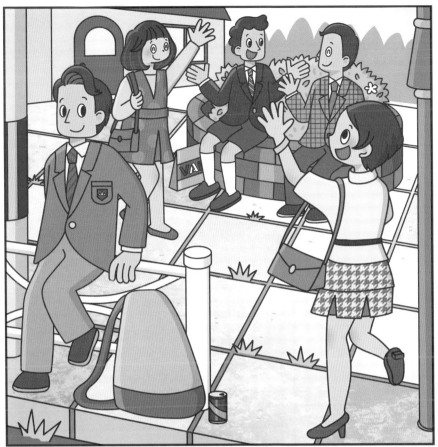

アイビーやミニスカートでおしゃれ

昭和30年代後半から40年代にかけて、アイビールックやミニスカートが大流行。若者が雑誌などを見て、おしゃれをして街を歩くようになりました。

昭和30〜40年代

〈 懐かしい
思い出 〉

アイビールックといえば、ヴァン（VAN）ヂャケットが流行を牽引。VANの紙袋を持つことがステイタスに。ミニスカートブームは、英国モデルのツィッギーの来日で広がりました。

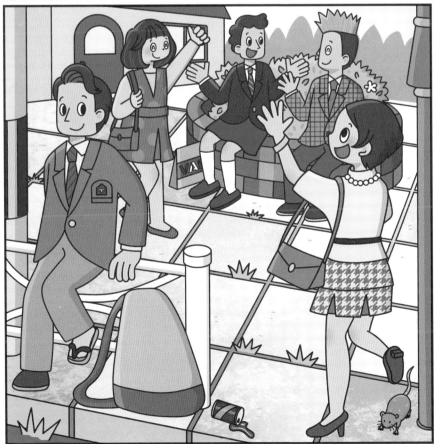

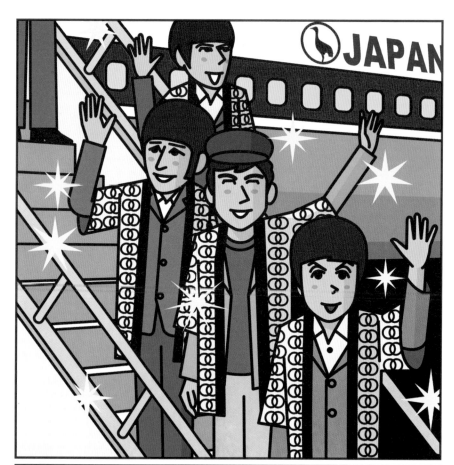

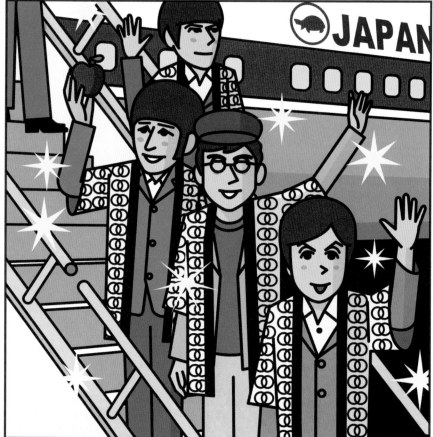

4人はアイドル、ビートルズ来日

イギリスのロックバンド、ザ・ビートルズは、昭和41年に初来日。羽田空港に到着すると4人はJALのはっぴ姿で、飛行機のタラップを降りました。

昭和40年代

〈 懐かしい 思い出 〉

6月30日から3日間、日本武道館で5回の公演を行いました。「ロックンロールミュージック」や「イエスタディ」など11曲を演奏し、日本のファンを魅了しました。

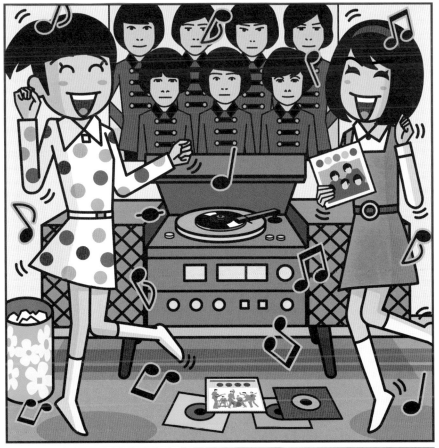

大人気のグループ・サウンズ！

ベンチャーズやビートルズに影響を受けて日本で発生した音楽グループブーム。昭和42年から44年にかけて大流行し、コンサートは叫ぶファンであふれました。

昭和40年代

〈懐かしい思い出〉

ジャッキー吉川とブルー・コメッツ、ザ・スパイダース、ザ・タイガースなどが人気でした。長髪やエレキギターは不良とされ、コンサートに行くと停学処分などを受けることも。

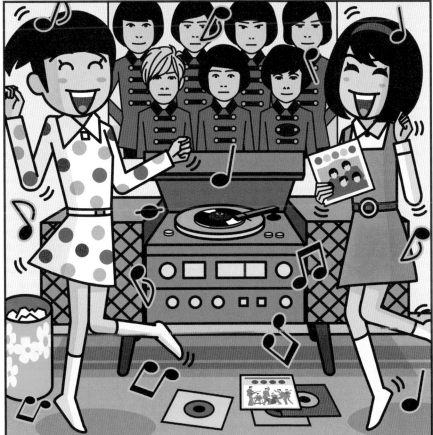

テレビでも放送！ボウリングが人気に

昭和30年代後半から40年前半にかけて、ボウリングが大ブーム。テレビでもゴールデンタイムに試合やボウリング番組が、毎日のように放送されました。

昭和30～40年代

〈 懐かしい 思い出 〉

カリスマ的人気があったのが、女子プロボウラーの中山律子。見て楽しむだけでなく、ボウリング場でプレイする人も増え、全国に約3700ものボウリング場があったそう。

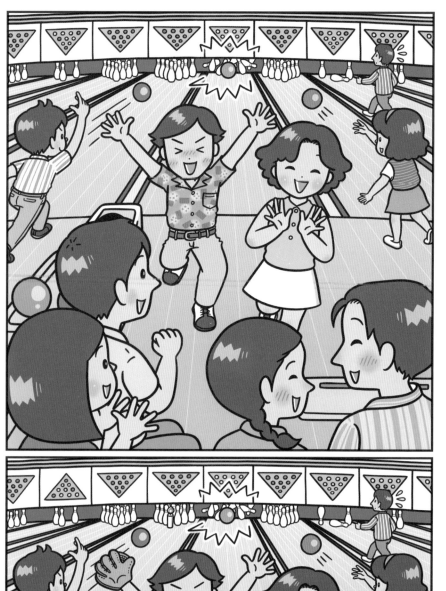

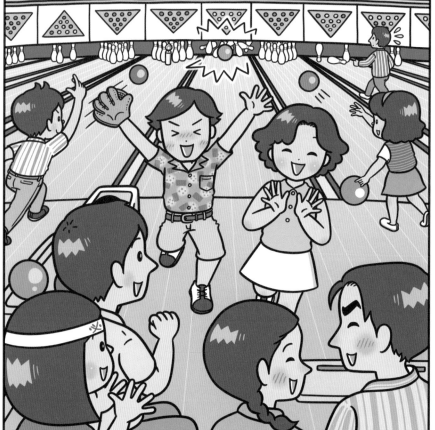

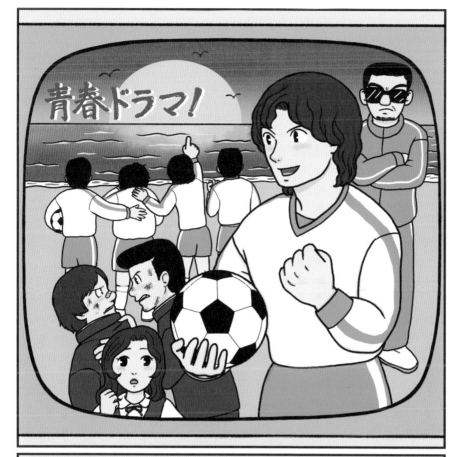

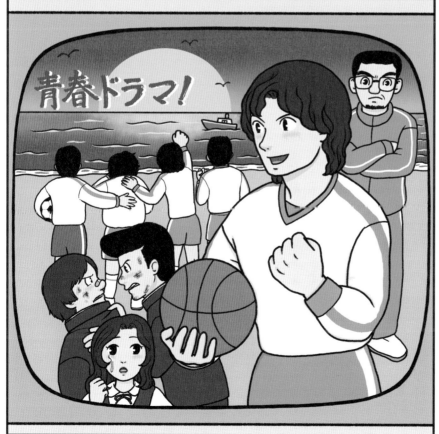

みんなが熱かった青春ドラマ

昭和40年代〜50年代はじめは青春ドラマ最盛期。タイトルに「青春」がつき、スポーツなどに打ち込む学園ものや青春模様を描く作品が作られました。

昭和40〜50年代

〈 懐かしい 思い出 〉

「飛び出せ！青春」や「われら青春！」「俺たちの旅」などが有名。「太陽がくれた季節」「帰らざる日のために」などのヒット曲も誕生し、名フレーズも生まれています。

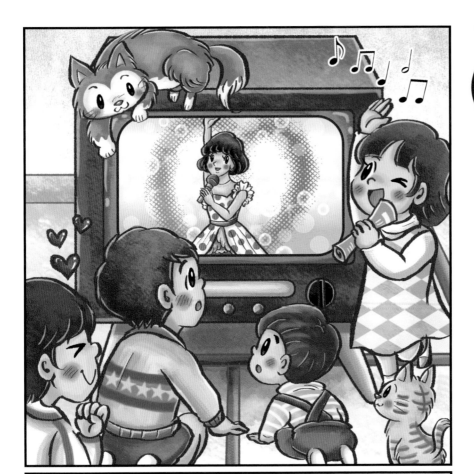

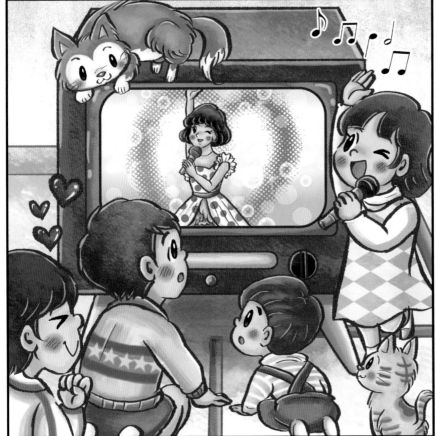

青春はじけるアイドル熱中時代

昭和40年代は、山口百恵や新御三家と呼ばれる男性アイドルが誕生。50年代前半にはピンク・レディー、その後は松田聖子、小泉今日子などが次々登場。

昭和40〜60年代

〈 **懐かしい思い出** 〉

昭和60年代はフジテレビの番組から生まれたおニャン子クラブ、光GENJIなどのグループが人気に。セーラーズの洋服やローラースケートは、60年代らしいアイテム。

見つけた間違いの数　／8　　　答えは 158 ページ

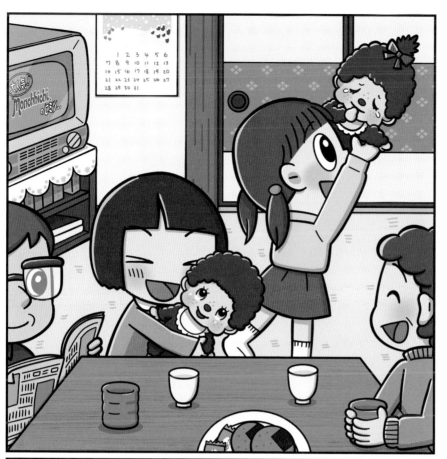

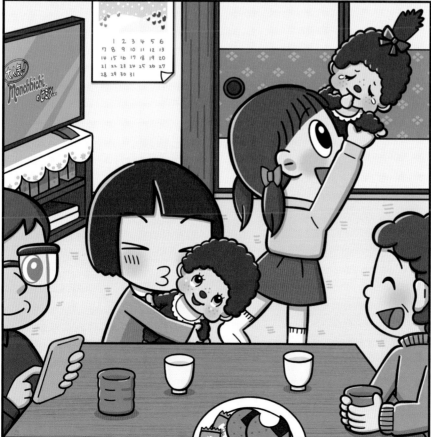

日本・世界で愛されたモンチッチ

昭和49年に生まれた、サルをモチーフにした人形のモンチッチ。人気は日本にとどまらず、昭和50年からはオーストリアなどでも売り出されました。

昭和40〜50年代

懐かしい
思い出

昭和54年にはレコードが発売され、翌年にはテレビアニメにもなりました。指をくわえたり、寝かせると目を閉じたりする人形もあり、かわいがっていた方も多いでしょう。

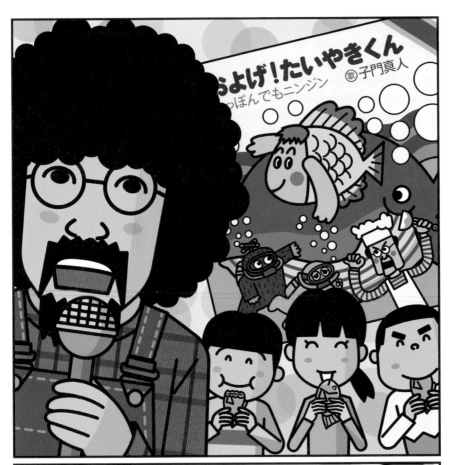

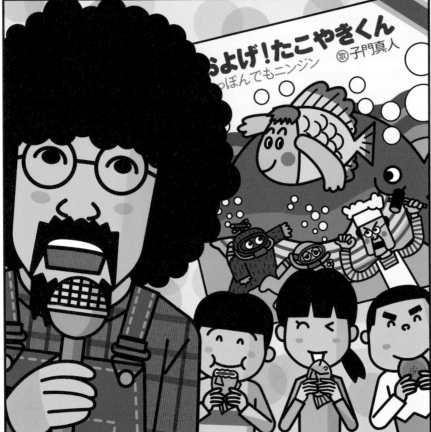

親子で歌ったたいやきソング！

昭和50年にフジテレビの子ども向けの番組、「ひらけ！ポンキッキ」から生まれ、大ヒットした童謡。日本で最も売上枚数が多いシングル盤のひとつです。

昭和50年代

懐かしい思い出

歌詞の内容が当時の会社勤めをするサラリーマンのせつない気持ちを代弁しているとされ、子どもだけではなく大人からも人気を博して、空前のヒット曲になりました。

見つけた間違いの数 ／8 答えは **159** ページ

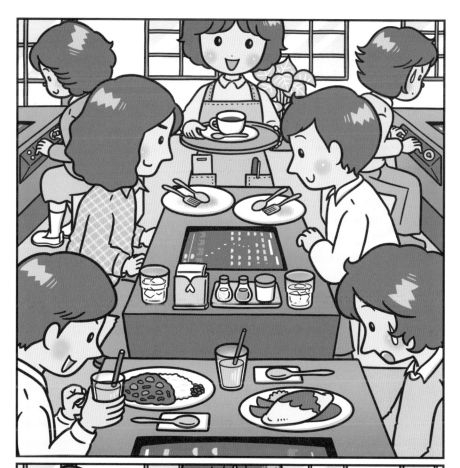

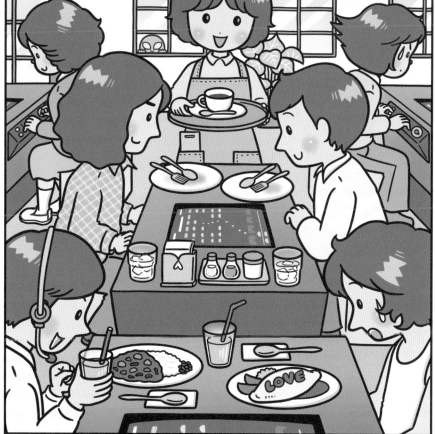

シンプルゆえにハマる！インベーダー

昭和53年に作られた「インベーダーゲーム」。落ちてくるインベーダーを撃ち落とす単純なものでしたが、この頃を代表する国民的ゲームでした。

昭和50年代

懐かしい思い出

インベーダーゲームだけをズラリと並べた通称 "インベーダーハウス" が全国に乱立。「100円玉がなくなる」と言われたほどの人気で、喫茶店にもゲーム機が置かれました。

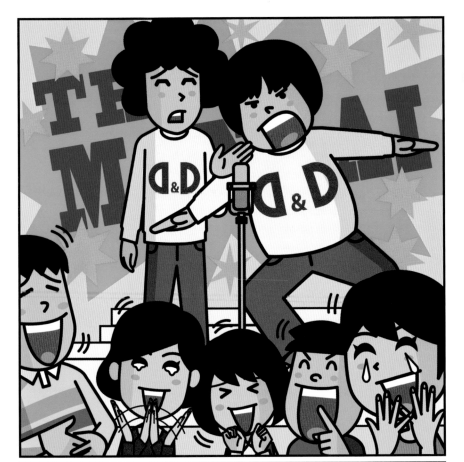

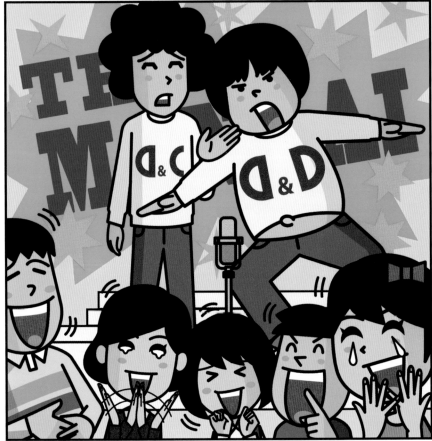

テレビを見て笑い転げた漫才ブーム

昭和55年から57年頃に漫才が空前のブームに。テレビはお笑い番組一色となり、B&B、ツービートなどの人気コンビが、お茶の間に笑いを届けました。

昭和50年代

懐かしい思い出

「モミジまんじゅうー!」や「赤信号みんなで渡れば怖くない」などのギャグが流行。漫才ブームをきっかけに「オレたちひょうきん族」などのバラエティ番組が誕生しました。

見つけた間違いの数 ／8 　　　答えは159ページ

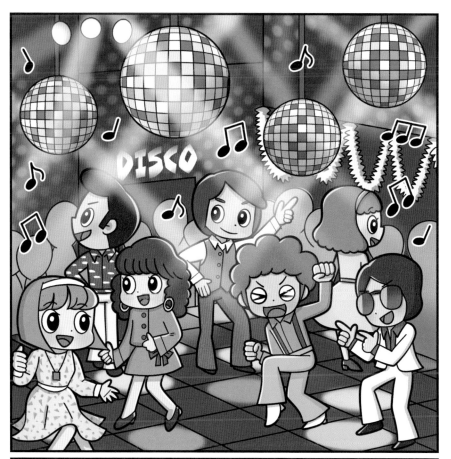

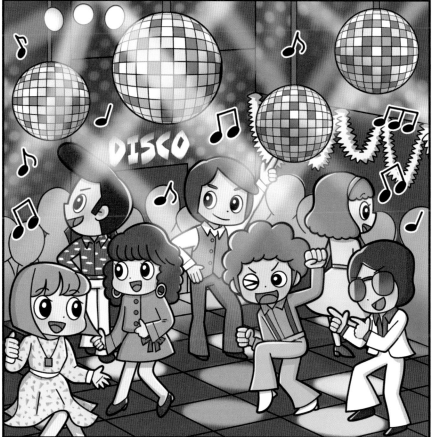

朝まで踊りまくった!? ディスコ

最初のブームは昭和50年代前半で、映画「サタデー・ナイト・フィーバー」の影響でした。昭和60年代にはネペンタやギゼ、マハラジャが人気店に。

昭和50〜60年代

◆ 懐かしい
思い出 ◆

昭和50年代のディスコはサーファーブームに乗ったもので、多くの店では男性のみの入店は不可。マハラジャは新しいディスコ文化の先駆けでドレスコードがありました。

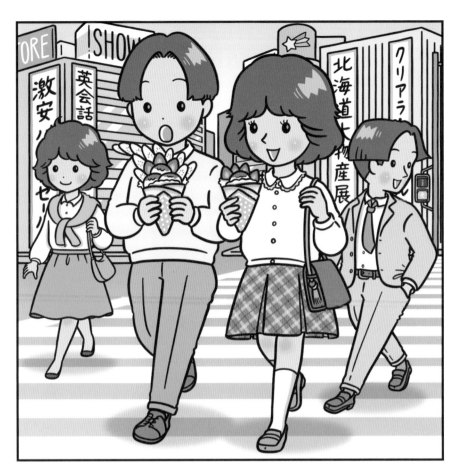

音楽から派生した髪型!?

昭和50年代、音楽グループYMOの影響で、テクノカットが男子の間で人気に。女子は、松田聖子の髪型をまねた、聖子ちゃんカットをしていました。

昭和50年代

懐かしい 思い出

テクノカットは刈り上げと削り整えたもみあげが特徴。聖子ちゃんカットはデビュー時の松田聖子の髪型の通称で、髪をセットするためのカールドライヤーの売れ行きも好調に。

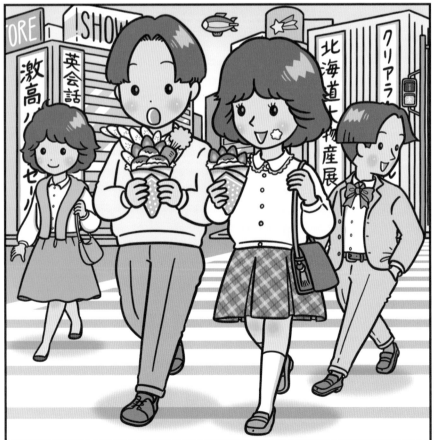

見つけた間違いの数　／8　　　答えは 159 ページ

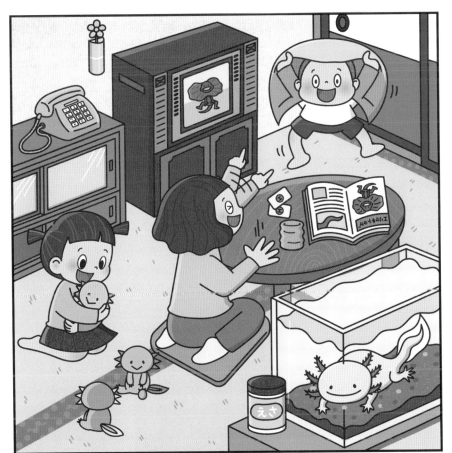

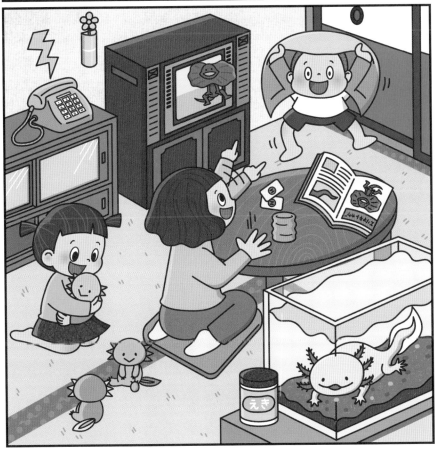

まさかの不思議動物ブーム！

昭和59年に日本にやってきたユニークな見た目のエリマキトカゲが一世を風靡。その翌年は淡いピンク色のウーパールーパーが全国的に有名になりました。

昭和50〜60年代

〈 懐かしい 思い出 〉

エリマキトカゲブームは、テレビ番組の「わくわく動物ランド」や車のCMから。池袋のサンシャイン水族館にウーパールーパーの展示を見に行った方もたくさんいるのでは。

昭和のできごと年表

終戦からの昭和時代のできごとをまとめた年表です。眺めながら記憶を遡ってみると、あなただけの懐かしい昭和の思い出が色鮮やかによみがえってくるはずです。

※色つきの文字で、ページ数が入ったできごとは、間違い探しの問題と関連したものです。

昭和20年（1945年）
太平洋戦争が終わる

昭和22年（1947年）
日本国憲法施行

昭和24年（1949年）
湯川秀樹、日本人初の
ノーベル賞受賞
第一次ベビーブーム

昭和25年（1950年）
朝鮮戦争勃発
美空ひばり12歳で
レコードデビュー

昭和28年（1953年）
NHKと日本テレビでテレビ放送開始
紅白歌合戦のテレビ放送始まる（P94）

昭和29年（1954年）
映画『ゴジラ』公開（P120）
力道山の活躍で
プロレス人気が高まる（P121）

昭和30年（1955年）
家電時代到来、三種の神器流行（P97）
東京通信工業から初の
トランジスタラジオ発売

昭和33年（1958年）
東京タワーが完成（P98）
ロカビリー旋風（P124）
フラフープが大流行（P74）

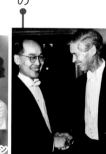

©ひばりプロダクション

昭和45年（1970年）
大阪で日本万国博覧会開催（P107）

昭和46年（1971年）
銀座にマクドナルド
1号店開店（P109）

昭和47年（1972年）
ボウリング人気（P128）
連合赤軍あさま山荘事件が
発生（P11）

昭和48年（1973年）
上野動物園にパンダが来日（P110）
オイルショックで
トイレットペーパー不足に（P112）

昭和49年（1974年）
東京都江東区で
セブンイレブン1号店開店

昭和50年（1975年）
『およげ！たいやきくん』がヒット（P132）

昭和51年（1976年）
ロッキード事件が起こり、
田中角栄前首相逮捕

昭和52年（1977年）
王貞治が756号
ホームランを打つ（P114）
ピンク・レディー大人気（P130）

昭和53年（1978年）
24時間テレビが放送開始
ディスコブーム（P135）

昭和54年（1979年）
ソニーが「ウォークマン」を発売

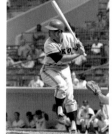

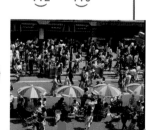

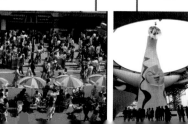

昭和34年（1959年）
日清食品が「チキンラーメン」を発売

昭和35年（1960年）
皇太子ご成婚、ミッチーブーム（P99）
テレビでカラー放送が始まる
消費ブーム・レジャーブーム

昭和36年（1961年）
『上を向いて歩こう』ヒット

昭和37年（1962年）
東京が世界初の1000万人都市になる

昭和38年（1963年）
『こんにちは赤ちゃん』ヒット
鉄腕アトム放送開始

昭和39年（1964年）
黒部ダム完成
東京オリンピック開催（P96）
東海道新幹線開通（P103）

昭和40年（1965年）
11PMが放送開始
大塚製薬が「オロナミンCドリンク」を発売

昭和41年（1966年）
ビートルズ来日、日本武道館で公演（P126）
ミニスカート登場（P125）
新三種の神器流行（P101）

昭和42年（1967年）
『ブルー・シャトウ』ヒット

昭和43年（1968年）
3億円事件

昭和44年（1969年）
アポロ11号が月面着陸成功（P105）
『黒ネコのタンゴ』ヒット

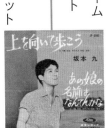

日清食品

昭和55年（1980年）
インベーダーゲーム流行（P133）
大塚製薬が「ポカリスエット」発売

昭和56年（1981年）
『窓ぎわのトットちゃん』発行

昭和57年（1982年）
五百円硬貨が発行（P115）

昭和58年（1983年）
ディズニーランド開園
任天堂から「ファミリーコンピュータ」発売（P117）
『おしん』ブーム

昭和59年（1984年）
エリマキトカゲ・ウーパールーパーがブーム（P137）

昭和60年（1985年）
日本電信電話（株）、日本たばこ産業（株）が発足

昭和61年（1986年）
英国皇太子夫妻来日、ダイアナフィーバー
チェルノブイリ原発事故
バブル景気の始まり

昭和62年（1987年）
男女雇用機会均等法が施行
国鉄分割、JRグループが発足
映画『マルサの女』ヒット

昭和63年（1988年）
青函トンネル鉄道開業、瀬戸大橋開通
東京ドーム完成
「ドライビール」が大流行

昭和64年（1989年）
小渕恵三官房長官が新元号「平成」発表
ベルリンの壁崩壊

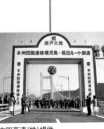

本四高速（株）提供　　© Nintendo　　旧五百円札

間違い探し 答え

P.11 004 庭先に七輪を出し魚を焼く

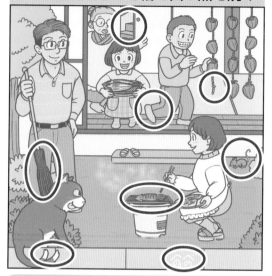

P.8 001 ちゃぶ台と昭和の食事

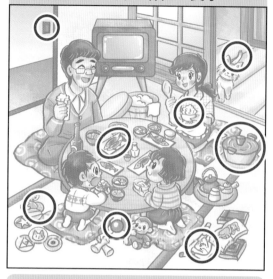

P.12 005 カゴを持って商店でお買い物

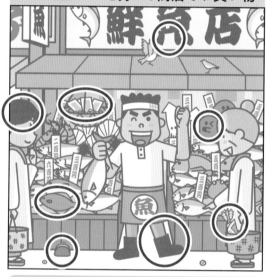

P.9 002 生活に欠かせなかった井戸

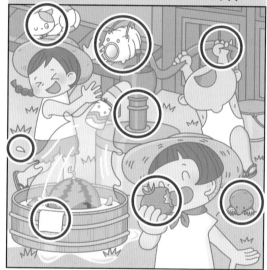

P.13 006 畦道でみんなで昼食

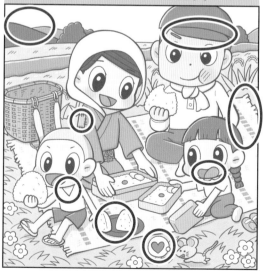

P.10 003 台所仕事をお手伝い

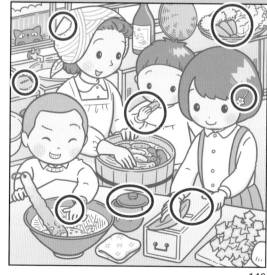

P.19 010 洗濯板でゴシゴシ洗濯！

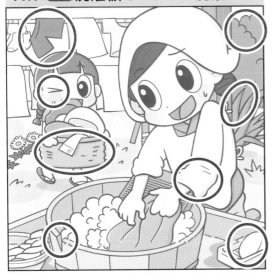

P.20 011 毛糸を解いてセーターを編み直す

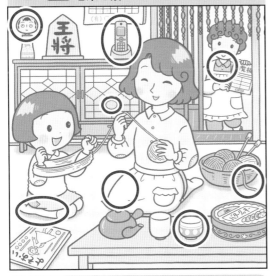

P.21 012 年末は障子の張り替え作業

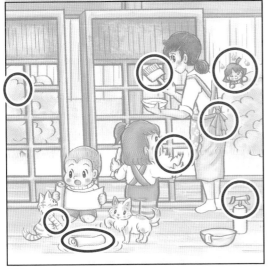

P.16 007 家で飼うニワトリの生みたて卵

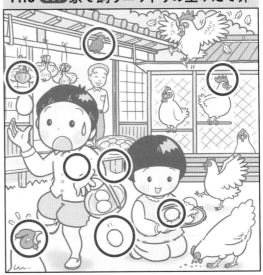

P.17 008 着物を干す虫干し

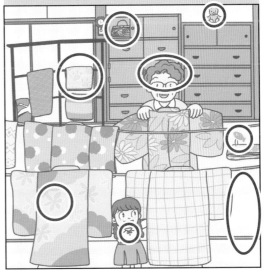

P.18 009 手作りの洋服とミシン

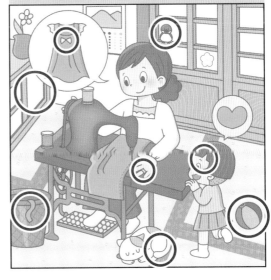

P.25 016 行水や打ち水で涼をとる

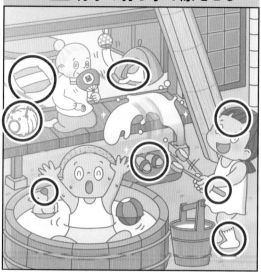

P.22 013 ほうきとはたきで掃除

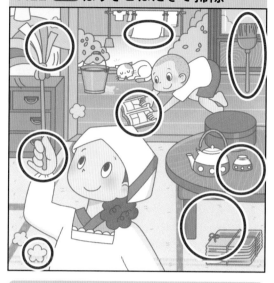

P.26 017 蚊帳を吊って眠る夏の夜

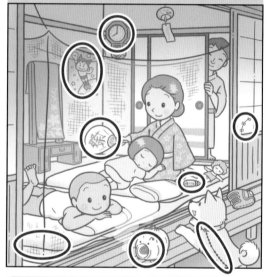

P.23 014 お母さんがおうちで散髪

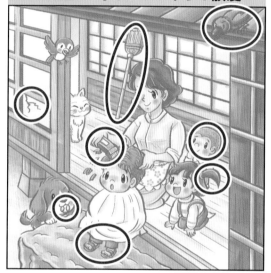

P.27 018 冬の夜の布団に湯たんぽ

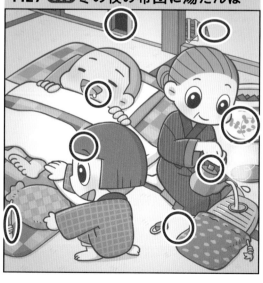

P.24 015 毎日の子守りはみんなで

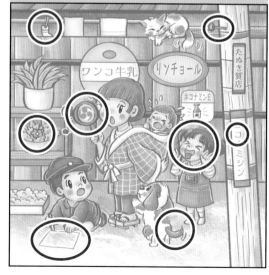

P.31 022 とにかく怖かった昭和の頑固親父

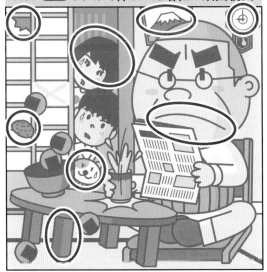

P.32 023 家族のような存在の下宿人

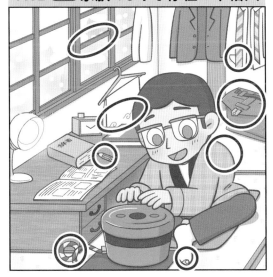

P.33 024 沸かすのも大変だったお風呂

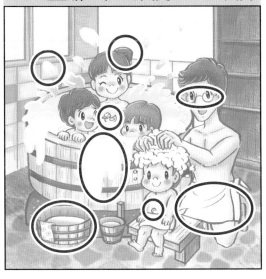

P.28 019 火鉢で暖をとるおばあちゃん

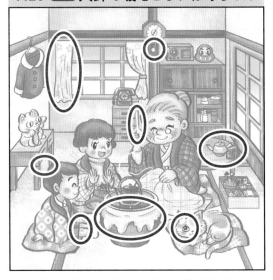

P.29 020 優しかった家族の看病

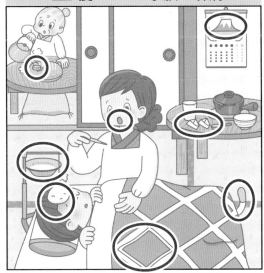

P.30 021 半纏を着て受験勉強！

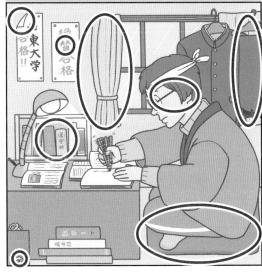

P.37 028 窓辺でフォークギターを弾く

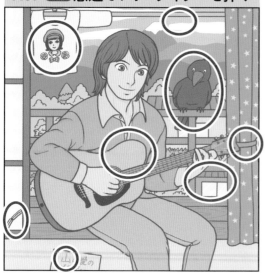

P.38 029 大活躍、コンパクトな三輪自動車

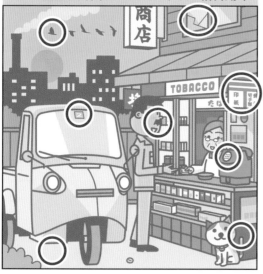

P.39 030 今以上に大人気だった海水浴

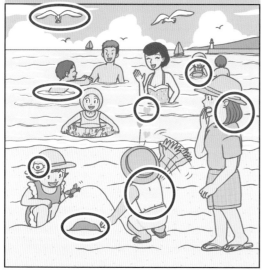

P.34 025 嫁入り道具の鏡台でお化粧

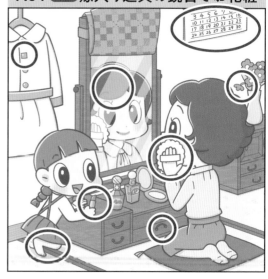

P.35 026 玄関先でお隣さんと立ち話

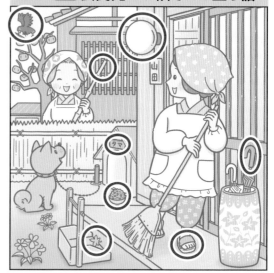

P.36 027 カタカタと瓶の音が響く牛乳配達

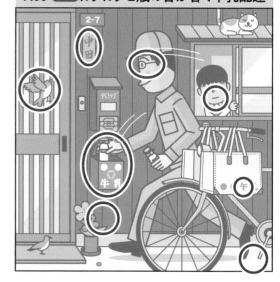

P.43 034 ポン菓子作りの音にびっくり！

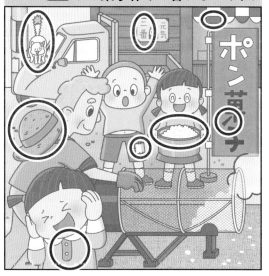

P.40 031 温もりがある木造校舎

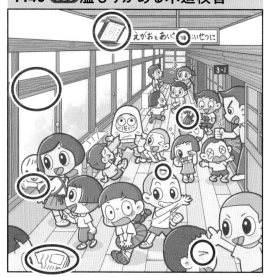

P.44 035 休日のデパートは夢の世界！

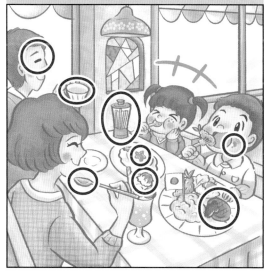

P.41 032 お腹いっぱい食べた給食

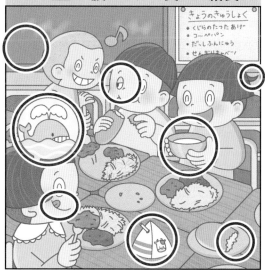

P.45 036 出会いの場、合同ハイキング！

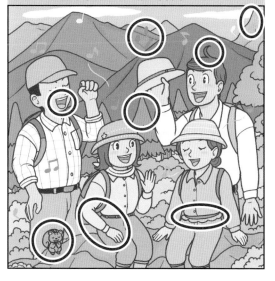

P.42 033 夢中になる本に出会った貸本屋

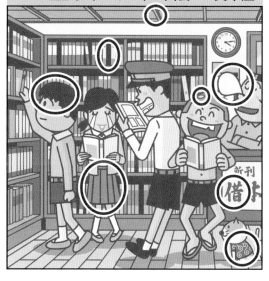

P.49 040 家族で銭湯に通ってぽかぽか

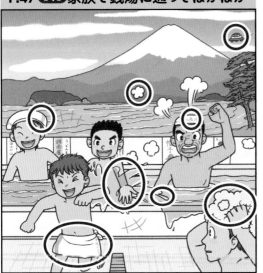

P.46 037 街の中心となっていた映画館

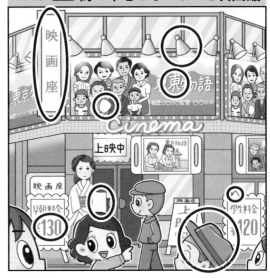

P.52 041 お母さんになれたおままごと

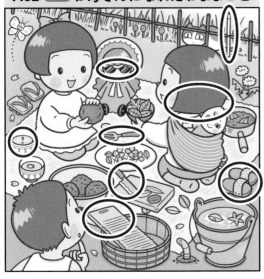

P.47 038 街の宣伝屋、チンドン屋さん！

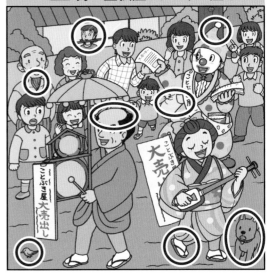

P.53 042 勝つための改造は当たり前、ベーゴマ

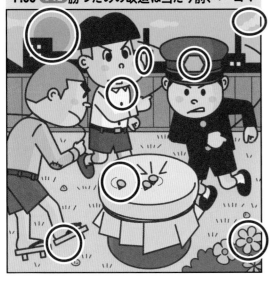

P.48 039 「走るホテル」、寝台列車

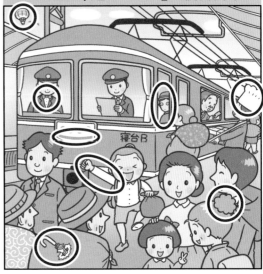

P.57 046 映画俳優になりきったチャンバラ

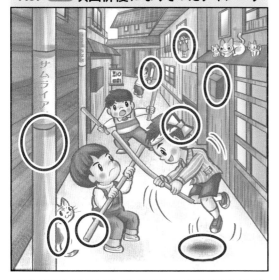

P.58 047 何度も練習したお手玉

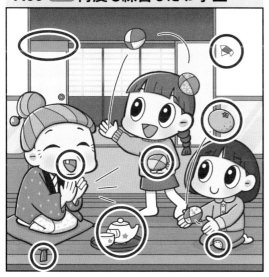

P.59 048 紙芝居はお菓子が鑑賞代！

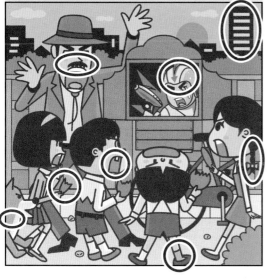

P.54 043 泥だらけで遊んだ三角ベース

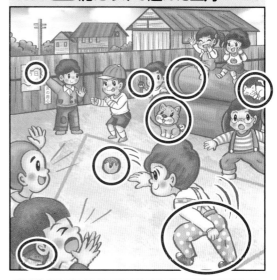

P.55 044 空き缶ひとつで楽しめた缶蹴り

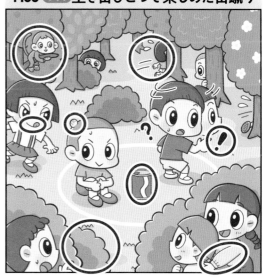

P.56 045 技を見せ合ったあやとり

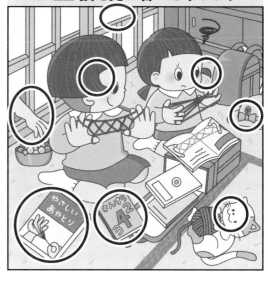

P.63 052 みんな大好き、秘密基地ごっこ

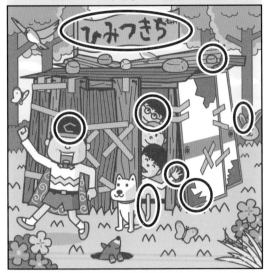

P.64 053 晴れた日はシャボン玉遊び

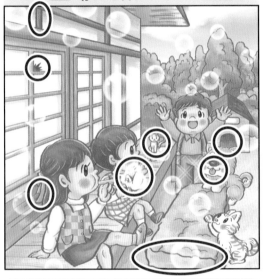

P.65 054 ずっと跳ねていたホッピング

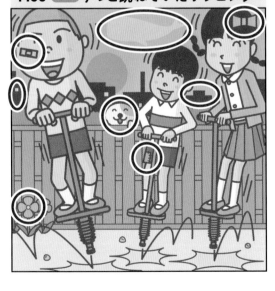

P.60 049 お姫様にもなれた着せ替えごっこ

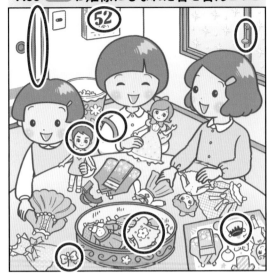

P.61 050 みんなが遊んだセルロイド玩具

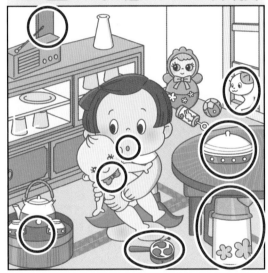

P.62 051 玉が入って爽快！スマートボール

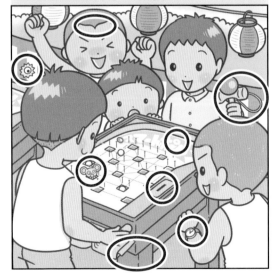

P.69 058 怖くてスリル満点、肝試し

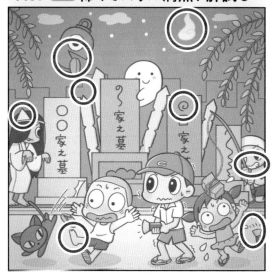

P.70 059 珍しい虫を自慢した昆虫採集

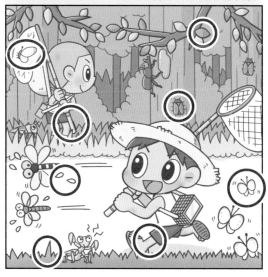

P.71 060 寒さを忘れ、雪合戦とかまくら作り

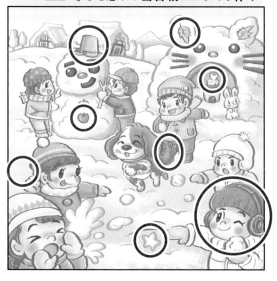

P.66 055 手作りした竹とんぼや竹馬

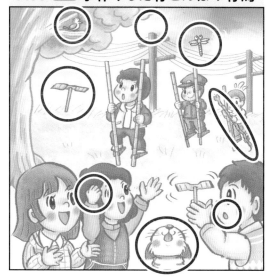

P.67 056 危険だけどみんな大好き長馬

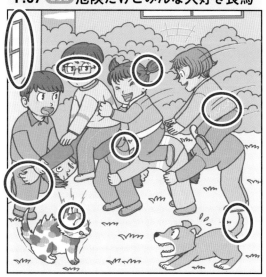

P.68 057 夏のお決まり川遊び

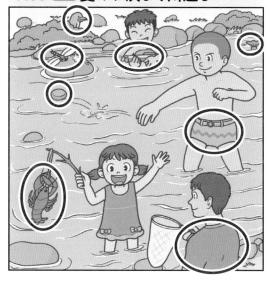

P.77 064 色のついた立方体に悪戦苦闘！

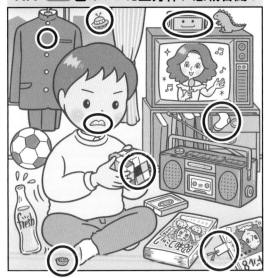

P.74 061 みんなでくるくるフラフープ

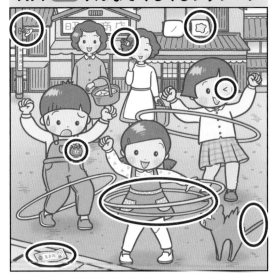

P.80 065 みんなで集まったお正月

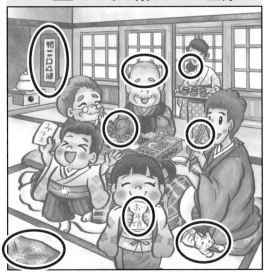

P.75 062 休日は楽しい屋上遊園地へ

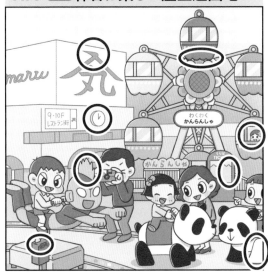

P.81 066 上手に書きたかった書き初め

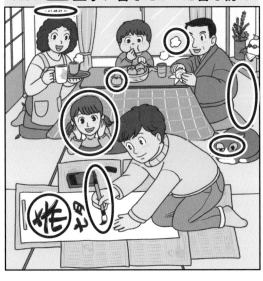

P.76 063 風を切って滑るローラースケート

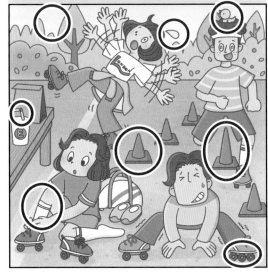

P.85 070 男の子の成長を祝うこどもの日

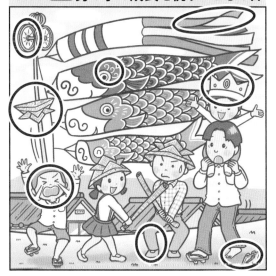

P.86 071 梅雨の頃から行う梅仕事

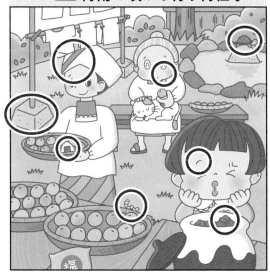

P.87 072 街が賑わった七夕祭り

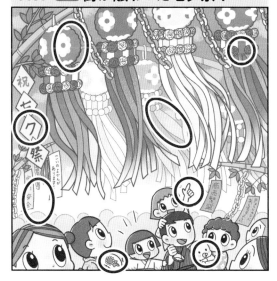

P.82 067 健やかな成長を願うお宮参り

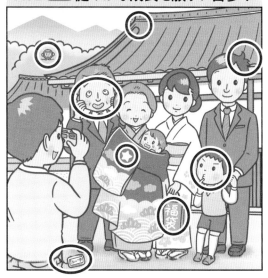

P.83 068 女の子たちのお楽しみ、雛祭り

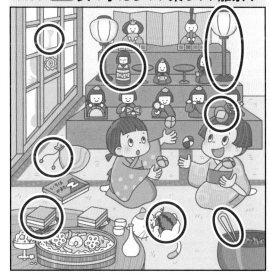

P.84 069 待ちに待った1年生！

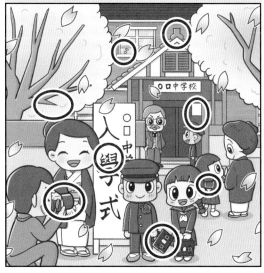

P.91 076 彩りに満ちた絶景！紅葉狩り

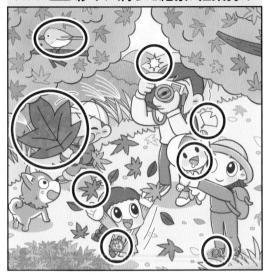

P.92 077 おすまし顔で写真を撮った七五三

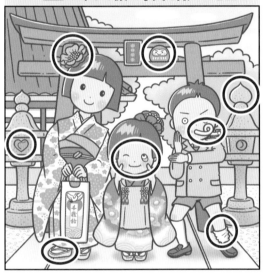

P.93 078 親族総出でお餅つき！

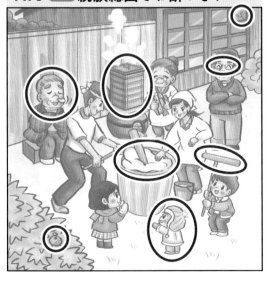

P.88 073 帰りたくなかった夏の縁日

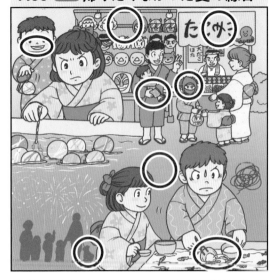

P.89 074 みんなで踊った盆踊り

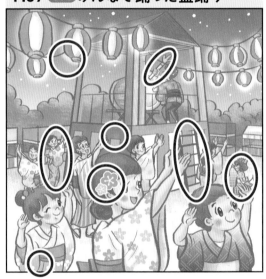

P.90 075 一大行事、秋の運動会！

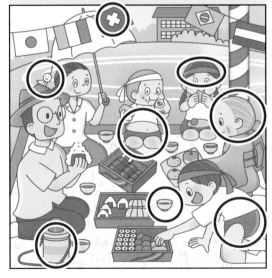

P.98 082 電波塔として作られた東京タワー

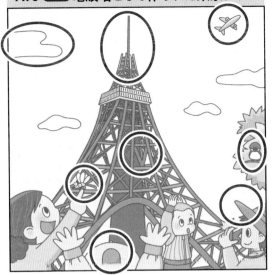

P.99 083 ミッチーブームが起こった皇太子ご成婚

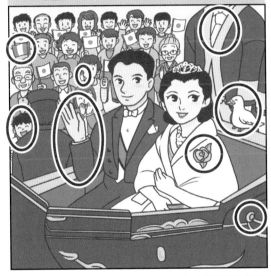

P.100 084 競争率もすごかった団地暮らし

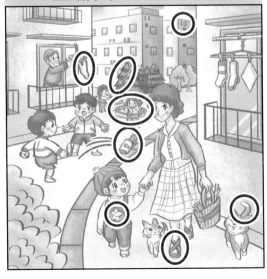

P.94 079 家族で揃って紅白に熱中！

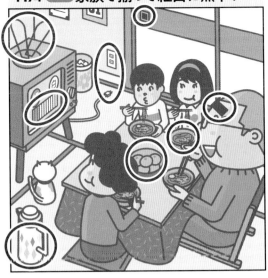

P.96 080 日本中が沸いた東京オリンピック

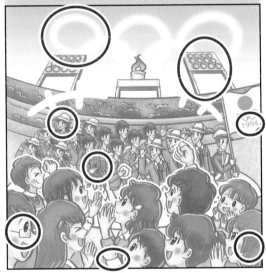

P.97 081 みんなの憧れ「三種の神器」

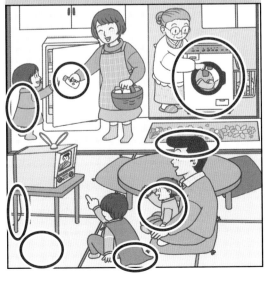

P.104 088 超満員電車での通勤

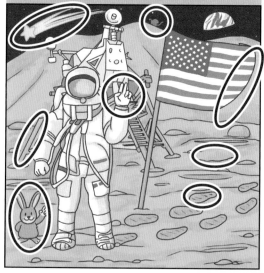

P.101 085 庶民の新たな憧れ「新三種の神器」

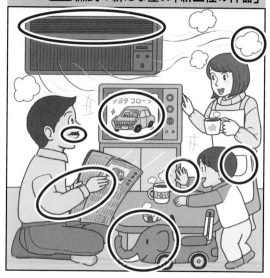

P.105 089 月面着陸で日本も宇宙ブームに

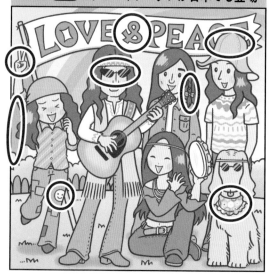

P.102 086 「金の卵」といわれた集団就職

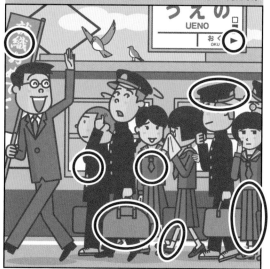

P.106 090 ヒッピーやフーテンが日本でも登場

P.103 087 夢の超特急、東海道新幹線開通

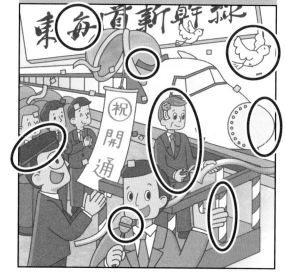

P.110 094 上野動物園のジャイアントパンダ！

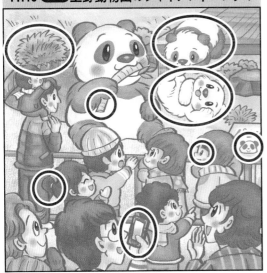

P.111 095 あさま山荘事件とあのカップ麺

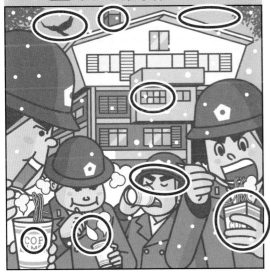

P.112 096 オイルショックで大混乱！

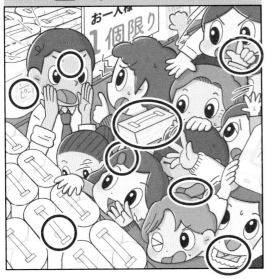

P.107 091 高度経済成長の象徴、大阪万博

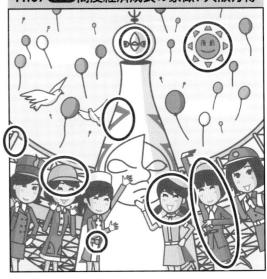

P.108 092 休日は歩行者天国へおでかけ！

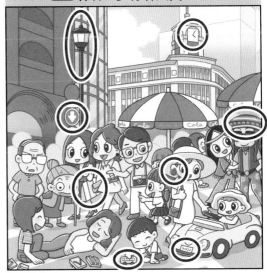

P.109 093 銀座でマクドナルド1号店が開店！

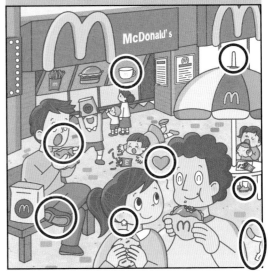

P.116 100 テレホンカードで通話が便利に

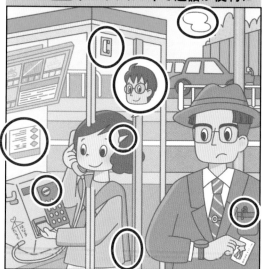

P.117 101 ファミコンでマリオに夢中！

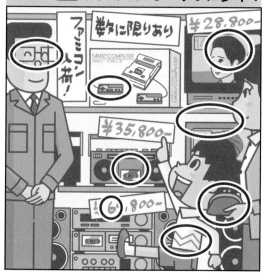

P.118 102 2代目忠犬ハチ公の除幕式！

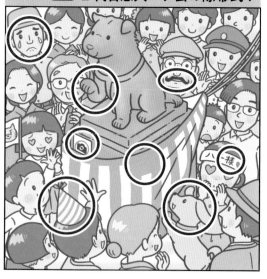

P.113 097 白い妖精、コマネチが人気に

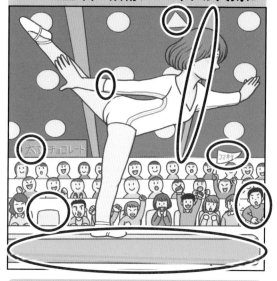

P.114 098 大興奮、ホームラン世界記録！

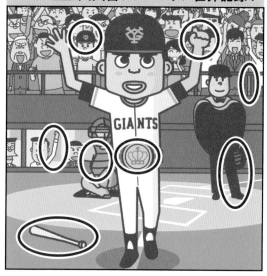

P.115 099 五百円がお札から硬貨に大変身！

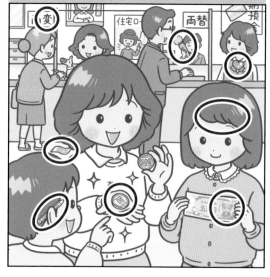

P.123 106 子どもから大人まで「シェー」がブーム！

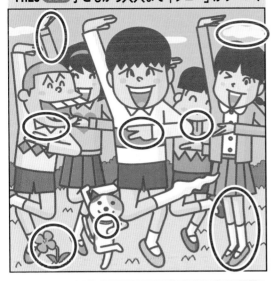

P.120 103 映画館で震えたゴジラ

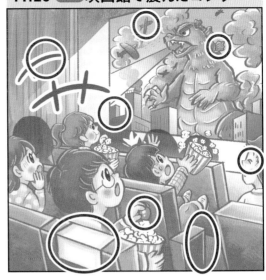

P.124 107 新しい音楽に熱狂！ロカビリー

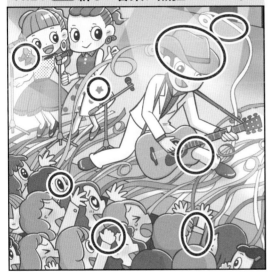

P.121 104 白熱して応援したプロレス中継

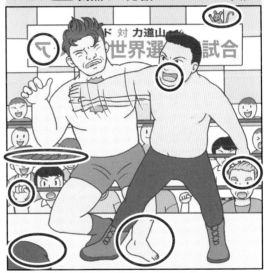

P.125 108 アイビーやミニスカートでおしゃれ

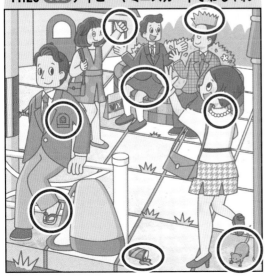

P.122 105 映画館で楽しんだ時代劇

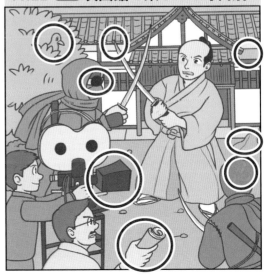

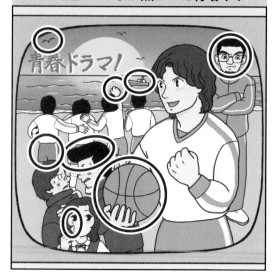

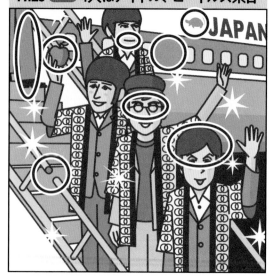

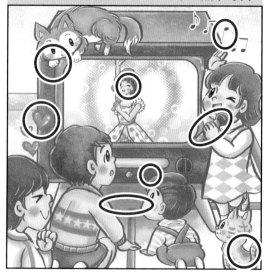

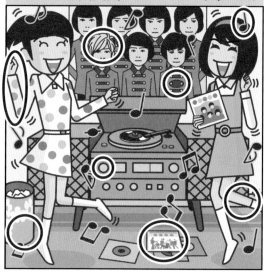

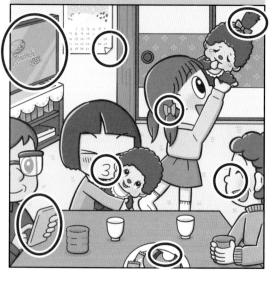

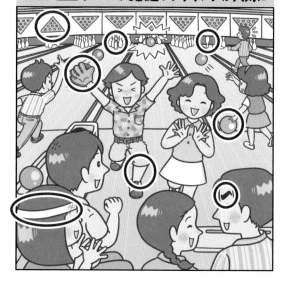

P.135 118 朝まで踊りまくった!? ディスコ

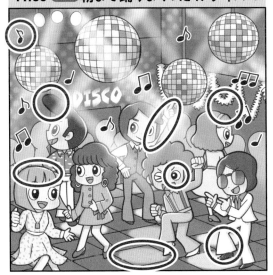

P.132 115 親子で歌ったたいやきソング!

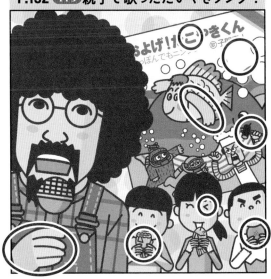

P.136 119 音楽から派生した髪型!?

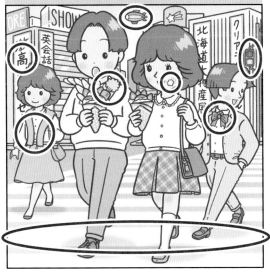

P.133 116 シンプルゆえにハマる!インベーダー

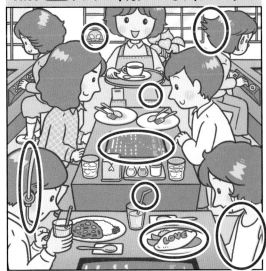

P.137 120 まさかの不思議動物ブーム!

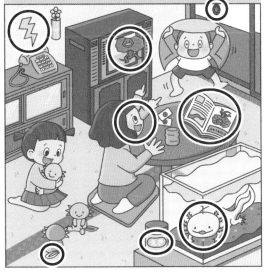

P.134 117 テレビを見て笑い転げた漫才ブーム

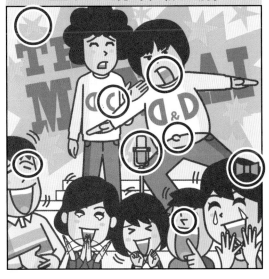

P.14-15　昭和絵探し　住居編

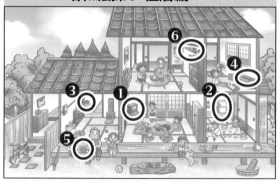

P.72-73　昭和絵探し　駄菓子屋編

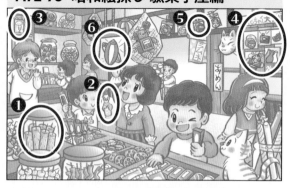

P50　当時はいくらだった？　物価当てクイズ

❶ 銭湯の入湯料（昭和34年当時）　🅐 16円
❷ ガソリン1ℓ（昭和34年当時）　🅑 43円
❸ 散髪代（昭和34年当時）　🅐 163円
❹ 子ども用フラフープ　🅑 200円
❺ うどん・そば1杯分（昭和34年当時）　🅐 35円
❻ 14型白黒テレビ（昭和34年当時）　🅑 約7万円
❼ プレハブ（ミゼットハウス）3坪タイプ　🅐 118,000円
❽ 少年サンデー　🅑 30円

P78　昭和のできごと間違い探し

1 ジャイアント馬場 ➡ 力道山
2 カラー ➡ 白黒
3 サッチー ➡ ミッチー
4 東北 ➡ 東海道
5 成田 ➡ 羽田
6 17号 ➡ 11号
7 リンリン ➡ カンカン
8 クレジット ➡ テレホン

監修　昭和のくらし博物館（しょうわのくらしはくぶつかん）

イラスト	キタガワコハル	
	西城五郎	
	sakki	
	ひらいうたの	
	M@R / めばえる	
	みやざきこゆる	
デザイン・DTP	能勢明日香	
編集協力	井上 幸	
校正	佐藤鈴木	
協力企業	ひばりプロダクション	
	日清食品	
	坂本九音楽事務所	
	大塚製薬	
	日本マクドナルド	
	本四高速	
写真提供	Getty Images	

参考文献・参考サイト
『戦後史年表』小学館
『昭和時代 三十年代』 中央公論新社
『昭和家庭史年表』 河出書房新社
『昭和のくらしと道具図鑑』 河出書房新社
昭和館　https://showakan.jp
昭和日常博物館
https://www.city.kitanagoya.lg.jp/rekimin/

楽しく脳を活性化！ なつかしい昭和の間違い探し

監　修	昭和のくらし博物館
発行者	若松和紀
発行所	株式会社 西東社
	〒 113-0034　東京都文京区湯島 2-3-13
	https://www.seitosha.co.jp/
	電話　03-5800-3120（代）

※本書に記載のない内容のご質問や著者等の連絡先につきましては、お答えできかねます。

ISBN 978-4-7916-3333-3